临床护士基础知识重点考查1000题

NURSE

主　编　徐雅萍

副主编　张筱娴　李　爽

辽宁科学技术出版社
LIAONING SCIENCE AND TECHNOLOGY PUBLISHING HOUSE

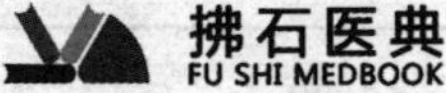

图书在版编目（CIP）数据

临床护士基础知识重点考查1000题／徐雅萍主编．—沈阳：辽宁科学技术出版社，2023.8

ISBN 978-7-5591-3043-3

Ⅰ．①临… Ⅱ．①徐… Ⅲ．①护理学-习题集 Ⅳ．①R47-44

中国国家版本馆CIP数据核字（2023）第097818号

出版发行：辽宁科学技术出版社
北京拂石医典图书有限公司
地址：北京海淀区车公庄西路华通大厦B座15层
联系电话：010-57262361/024-23284376
E-mail：fushimedbook@163.com
印 刷 者：三河市双峰印刷装订有限公司
经 销 者：各地新华书店

幅面尺寸：145mm×210mm
字 数：223千字 印 张：8.375
出版时间：2023年8月第1版 印刷时间：2023年8月第1次印刷

责任编辑：陈 颖 责任校对：梁晓洁
封面设计：黄墨言 封面制作：黄墨言
版式设计：天地鹏博 责任印制：丁 艾

如有质量问题，请速与印务部联系 联系电话：010-57262361

定 价：55.00元

前言

护理学是将自然科学与社会科学紧密联系起来的为人类健康服务的综合性应用学科，同时具备实践性强、应用性强的特点。随着社会的高速发展，护理学学科发展也发生了深刻的变化。为了适应我国护理专业日新月异的发展形势，满足护理学生及临床护理工作者的学习需求，前段时间我们共同编写了《护士必读思维导图》，希望借此帮助护理学生、临床护士在空闲时间翻看学习，提升基础知识。如果再出一本习题集与之相配套，让广大读者通过做题查漏补缺，进一步巩固基础知识的掌握，那么对于读者的学习会更有帮助。因此《临床护士基础知识重点考查 1000 题》应运而生。

《临床护士基础知识重点考查 1000 题》作为配套教材，其主要内容是根据《护士必读思维导图》编写的每个章节重点习题与参考答案。全书力求简明、扼要、实用。本书共分 12 章，分别是基础护理学，急危重症护理学，内科护理学，外科护理学，妇产科护理学，儿科护理学，眼、耳鼻喉、口腔、皮肤护理学，传染病护理学，老年护理学，手术室、导管室、内镜和放射性护理，康复护理学，中医护理学。每章编排基础知识重点考查试题，题型包括选择题（A 型、B 型、C 型、X 型）、填空题、判断题、名词解释和简答题，试题难度相当于“三基”考试。所有试题均有参考答案，难题还配有解析说明。本书主要考查重点内容，力求小而精，考题与时俱进，关注近年考查热点。

随着社会不断发展，人们对生命、健康和卫生保健越来越重视，这给临床护士的护理工作提出了更高、更全面的要求。本书适合护理学生和临床护士使用，可作为临床护理工作者重要的参考用书。不积跬步，无以至千里；不积小流，无以成江海。只有夯实基础，应用所学知识和技能，主动思考，及时发现和正确解决临床护理问题，才能为患者提供更优质的护理照护。

全体编者以高度认真负责的态度编写本书，并进行了反复斟酌和修改。但由于时间和水平有限，教材中难免有不足之处，恳请广大师生和护理工作者若在使用中发现问题，及时与我们联系（电子邮箱：fushimedbook@163.com），以求改进和完善，不胜感激。

编者

2023 年 5 月

目　录

第一章　基础护理学 …………………………………………………… (1)
第二章　急危重症护理学 ………………………………………………… (30)
第三章　内科护理学 ……………………………………………………… (52)
第四章　外科护理学 ……………………………………………………… (84)
第五章　妇产科护理学 ………………………………………………… (106)
第六章　儿科护理学 …………………………………………………… (124)
第七章　眼、耳鼻喉、口腔、皮肤护理学 ……………………………… (148)
第八章　传染病护理学 ………………………………………………… (171)
第九章　老年护理学 …………………………………………………… (186)
第十章　手术室、导管室、内镜和放射性护理 ………………………… (197)
第十一章　康复护理学 ………………………………………………… (224)
第十二章　中医护理学 ………………………………………………… (245)

第一章

基础护理学

一、选择题

A 型（最佳选择题）

1. 病室最适宜的温度和相对湿度为(　)
   A. 16～18℃，30%～40%
   B. 18～22℃，50%～60%
   C. 20～24℃，70%～80%
   D. 22～24℃，30%～40%
   E. 22～24℃，50%～60%
2. 发生压疮的最主要原因是(　)
   A. 局部组织长期受压
   B. 机体营养不良
   C. 局部皮肤潮湿或受物刺激
   D. 急性应激因素
   E. 体温升高
3. 下列哪项不属于对医务人员的“四轻”要求(　)
   A. 说话轻
   B. 走路轻
   C. 开窗轻
   D. 操作轻
   E. 关门轻
4. 下列属于中效消毒剂的是(　)

A. 过氧乙酸
B. 过氧化氢
C. 戊二醛
D. 聚维酮碘（碘伏）
E. 环氧乙烷

5. 下列有关血压的叙述错误的是（　）
A. 运动或恐惧时血压升高
B. 血压在傍晚时较高
C. 下肢血压一般比上肢高
D. 右上肢血压比左上肢高
E. 冬季血压比夏季偏低

6. 为女性患者导尿，尿管插入尿道4～6cm，见尿后再插深度是（　）
A. 1cm
B. 3cm
C. 5cm
D. 7cm
E. 9cm

7. 膀胱高度充盈的患者，首次导尿量不得超过（　）
A. 500ml
B. 100ml
C. 1000ml
D. 3000ml
E. 1500ml

8. 测量呼吸时，护士的手仍放在诊脉部位是为了（　）
A. 表示对患者的关心
B. 看表计时
C. 转移患者注意力
D. 脉率与呼吸作对照
E. 测脉率估计呼吸频率

9. 因抢救患者未能及时书写护理记录，必须在什么时间内书写完

成( )

A. 2 小时内

B. 4 小时内

C. 6 小时内

D. 24 小时内

E. 12 小时内

10. 使用约束用具时，不恰当的护理措施是( )

A. 保护患者自尊，严格掌握约束具使用指征，使用前要取得患者及家属的理解，使用时做好心理护理

B. 约束性制动只能短期使用，要使患者肢体处于功能位置并加强生活护理，保证患者安全舒适

C. 约束带下应放衬垫，松紧适宜。经常观察约束部位的皮肤颜色，必要时进行局部按摩，以促进血液循环

D. 扎紧约束带，防止滑脱

E. 记录约束带使用的原因

11. 抢救青霉素过敏性休克的首选药物是( )

A. 葡萄糖酸钙

B. 氯化钙

C. 盐酸肾上腺素

D. 去甲肾上腺素

E. 地塞米松

12. 患者自身无变换卧位的能力，卧于他人安置的卧位是( )

A. 主动体位

B. 被动体位

C. 强迫体位

D. 端坐位

E. 中凹卧位

13. 心肺复苏 ABC 中的 A 是指（ ）

A. 胸外心脏按压

B. 开放呼吸道

C. 人工呼吸

D. 止血
E. 转运患者

14. 关于体温生理性变化，以下不妥的说法是(　)
A. 体温可随新陈代谢的上升而升高
B. 午后体温较高
C. 成年人比婴幼儿略高
D. 女性比男性稍高
E. 剧烈运动、情绪激动等，均可使体温暂时轻度上升

15. 潮式呼吸的表现特点是(　)
A. 呼吸由浅慢到深快，然后再由深快到浅慢，经过一段时间的呼吸暂停（5～30秒），又重复以上周期性呼吸，周而复始似潮水起伏
B. 有规律地呼吸几次后突然停止，间隔一个短时期后又开始呼吸，如此反复交替，有的可为不规则的深度及节律改变
C. 深大而快的呼吸
D. 浅表不规则，呈叹气样的呼吸
E. 呼吸快而表浅

16. 为昏迷患者插胃管，插入14～16cm时，为提高成功率，可将患者(　)
A. 去枕，头后仰
B. 头托起，使下颌靠近胸骨柄
C. 头偏向一侧
D. 半坐卧位
E. 右侧卧位

17. 呼吸窘迫综合征患者适用于何种氧疗(　)
A. 低浓度氧疗
B. 中等浓度氧疗
C. 高浓度氧疗
D. 高压氧疗
E. 超高压氧疗

18. 测量血压，不符合要求的是(　)

A. 袖带松紧以能放入一指为宜
B. 取坐位，肱动脉平第 7 肋软骨
C. 袖带下缘距肘窝 2～3cm
D. 测成年人上肢血压，袖带的宽度 12cm
E. 重测时，水银汞柱降至零点

19. 长、短效胰岛素混合使用时，抽吸的方法是(　)
A. 先抽短效，再抽长效，然后混匀
B. 先抽长效，再抽短效，然后混匀
C. 先抽短效，再抽长效，分层注射
D. 先抽长效，再抽短效，分层注射
E. 随意抽取

20. 测餐后 2 小时血糖从进餐第 1 口饭的时间算起的原因是(　)
A. 第一口饭吃下去，胃肠道就开始消化吸收
B. 第一口饭吃下去，血糖开始变化
C. 第一口饭吃下去，胰腺开始分泌
D. 第一口饭吃下去，胰岛素开始分泌
E. 第一口饭吃下去，机体有变化

21. 护理尿失禁患者时不适当的护理措施为(　)
A. 保持皮肤清洁干燥
B. 按摩受压部位，防止压疮
C. 外部引流
D. 少饮水
E. 行留置导尿

22. 自然光线下，正常瞳孔直径是(　)
A. <1mm
B. 2～5mm
C. <2mm
D. 6mm
E. >5mm

23. 脑疝瞳孔的变化是(　)
A. 双侧瞳孔大小不等、忽大忽小

B. 双侧瞳孔散大
C. 双侧瞳孔缩小
D. 一侧瞳孔散大
E. 一侧瞳孔缩小

24. 胆石症患者夜间疼痛的最主要原因是( )
A. 胆囊颈管收缩
B. 晚间迷走神经兴奋
C. 胆囊收缩
D. 胆石嵌顿在胆囊颈管
E. 右侧卧位时

25. T管的作用是( )
A. 引流胆汁进入肠道或分流至体外
B. 减轻腹部伤口疼痛
C. 利于观察引流液
D. 降低腹压
E. 防止术后感染

26. 肝昏迷患者用肥皂水灌肠，可导致( )
A. 腹水加重
B. 腹泻加重
C. 酸碱平衡失调
D. 血氨的产生和吸收
E. 肠麻痹

27. 吸氧时氧流量是4L/min，其吸氧浓度为( )
A. 30%
B. 37%
C. 40%
D. 42%
E. 47%

28. 服用时应避免与牙齿接触的药物是( )
A. 止咳糖浆
B. 棕色合剂

C. 硫酸亚铁
D. 碳酸氢钠
E. 颠茄合剂

29. 下列哪项是输液反应中急性肺水肿的特征性症状( )
A. 心悸、呕吐
B. 咳嗽、气促、呼吸困难
C. 发绀、躁动不安
D. 胸闷、心悸、气促
E. 咳嗽、咳粉红色泡沫痰、气促、胸闷

30. 胆道T型引流管冲洗后注入33%硫酸镁15~20ml的目的是( )
A. 松弛括约肌，以利引流
B. 镇静、解痉
C. 降低血压
D. 导泻
E. 消炎、镇痛

31. 帮助留置导尿管患者锻炼膀胱反射功能，护理措施是( )
A. 每周更换导尿管
B. 间歇性夹管
C. 温水冲洗外阴2次/天
D. 定时给患者翻身
E. 鼓励患者多饮水

32. 肥皂水灌肠溶液的浓度是( )
A. 0.5%~1%
B. 0.1%~0.2%
C. 1%~2%
D. 0.3%~0.4%
E. 3%~4%

33. 行大量不保留灌肠时，成年人每次液体用量为( )
A. 50~100ml
B. 100~200ml

C. 200～500ml

D. 500～1000ml

E. 1000～1500ml

34. 下列哪类药物服用后应多饮水( )

A. 铁剂

B. 止咳糖浆

C. 助消化药

D. 健胃药

E. 磺胺类药

35. 护士在护理服用洋地黄药物的患者时，下列哪项不妥( )

A. 询问患者不适主诉

B. 给药前先数心率

C. 观察洋地黄药物浓度

D. 心率 <60 次/分不能给药

E. 嘱患者如果一次漏服，下一次要加量补服

36. 从上午8：00开始输液，要求5小时内输入1000ml液体，此时，每分钟滴数应调节为( )

A. 40滴

B. 50滴

C. 60滴

D. 70滴

E. 80滴

37. 输液中发现溶液不滴经检查为针头阻塞，其正确的处理方法是( )

A. 调整针头位置

B. 静脉内推注等渗盐水冲开

C. 用手挤压胶管

D. 输液局部热敷

E. 更换针头重新穿刺

38. 输血前、后及两袋血之间应输入下列哪种溶液( )

A. 5%葡萄糖注射液

B. 5%葡萄糖氯化钠注射液

C. 0.9%氯化钠注射液

D. 复方氯化钠注射液

E. 碳酸氢钠等渗盐水

39. 鼻导管给氧，下列哪项步骤不妥( )

A. 氧气筒放置距暖气 1m

B. 导管用液状石蜡润滑

C. 导管插入长度为鼻尖至耳垂长度的2/3

D. 导管每天更换1~2次

E. 停用时先取下鼻导管，再关氧气开关

40. 吞服强酸、强碱类腐蚀性物质的患者，切忌( )

A. 含漱

B. 洗胃

C. 导泻

D. 灌肠

E. 输液

41. 对缺氧和二氧化碳潴留同时并存者应( )

A. 高浓度给氧为宜

B. 大流量给氧为宜

C. 低浓度持续给氧为宜

D. 低流量间断给氧为宜

E. 高浓度间断给氧为宜

42. 某患者于输血过程中出现畏寒、寒战，体温40℃，伴头痛、恶心、呕吐，首先考虑是( )

A. 发热反应

B. 超敏反应

C. 溶血反应

D. 急性肺水肿

E. 枸橼酸钠中毒反应

B型（配伍选择题）

(1～3题共用备选答案)

A. 半坐卧位
B. 侧卧位
C. 仰卧位
D. 俯卧位
E. 端坐位

1. 急性肺水肿的患者应取(　)
2. 腰椎穿刺应取(　)
3. 患者做胸腔穿刺时，应取(　)

(4～6题共用备选答案)

A. 稽留热
B. 弛张热
C. 间歇热
D. 不规则热
E. 波浪热

4. 疟疾患者常见的热型为（　）
5. 伤寒患者常见的热型为（　）
6. 败血症患者常见的热型为（　）

(7～9题共用备选答案)

A. 致热原
B. 过敏体质
C. 输入异型血
D. 大量输入库存血
E. 供血者血液中含肝炎病毒

7. 输血引起超敏反应的相关因素是（　）
8. 输血引起溶血反应的相关因素是（　）
9. 输血引起出血倾向的相关因素是（　）

C 型（比较选择题）

（1～2 题共用备选答案）

A. 胃管插入后先抽胃液证实胃管在胃内

B. 胃管插入后将胃内容物抽尽

C. 两者均是

D. 两者均否

1. 鼻饲时（　）
2. 误服药物中毒洗胃时（　）

（3～4 题共用备选答案）

A. 0.1%盐酸肾上腺素

B. 10%葡萄糖酸钙（或氯化钙）

C. 两者均可

D. 两者都否

3. 链霉素过敏性休克首选药物是（　）
4. 普鲁卡因过敏性休克首选药物是（　）

（5～7 题共用备选答案）

A. 清洁肠道

B. 解除便秘和肠胀气

C. 两者均有

D. 两者均无

5. 大量不保留灌肠的目的是（　）
6. 保留灌肠的目的是（　）
7. 少量不保留灌肠的目的是（　）

X 型（多项选择题）

1. 下列关于压疮分期及临床表现说法正确的是(　)

A. Ⅰ期：淤血红润期。身体局部组织受压，血液循环障碍，皮肤出现红、肿、热、痛或麻木，压之不褪色

B. Ⅱ期：炎症浸润期。皮肤的表皮层、真皮层或两者发生损伤或坏死。受压部位呈紫红色，皮下产生硬结，常有水疱

形成，极易破溃

C. Ⅲ期：浅度溃疡期。全层皮肤破坏，可深及皮下组织和深层组织。表皮水疱逐渐扩大、破溃，真皮层疮面有黄色渗出液，感染后表面有脓液覆盖，致使浅层组织坏死，形成溃疡，疼痛感加重

D. Ⅳ期：坏死溃疡期。全层组织缺失，创面基底覆盖腐肉或焦痂

E. 不可分期：坏死组织侵入真皮下层和肌肉层，感染可向周边及深部扩展，可深达骨面。脓液较多，坏死组织发黑，脓性分泌物增多，有臭味，严重者细菌入血易引起脓毒败血症，造成全身感染，危及生命

2. 下列关于乙醇的说法正确的是( )

A. 乙醇可以破坏细菌胞膜的通透性屏障，使蛋白质漏出或与细菌酶蛋白起碘化反应而使之失活

B. 乙醇具有强挥发性，存放过久会使溶液有效浓度降低，影响消毒效果

C. 95%乙醇通常作为消毒剂使用

D. 乙醇作为消毒剂使用时，浓度越高杀菌效果越好

E. 消毒皮肤用的乙醇还需定期更换

3. 应实行血液、体液隔离的患者包括( )

A. 疟疾

B. 肝炎

C. 艾滋病

D. 甲型H1N1流感

E. 水痘

4. 若患者不慎咬破体温计，正确的做法是( )

A. 立即洗胃

B. 饮大量清水

C. 立即清除口腔玻璃碎屑

D. 饮大量蛋清水或牛奶

E. 病情允许时服用高纤维素食物

5. 关于排尿的影响因素，正确的是( )
   A. 饮酒、茶后尿量增多
   B. 气温高尿量增多
   C. 前列腺增生引起排尿困难
   D. 情绪紧张引起尿频、尿急
   E. 含钠多的食物可导致尿量减少
6. 正确的取药方法是( )
   A. 取固体药物时用药匙取
   B. 水剂药摇匀后用量杯取
   C. 液体药物药量不足 1ml 时用滴管吸取
   D. 油剂用温开水稀释后取
   E. 专用药单独存放单独取用
7. 输液时如药物溢出血管外可以引起组织坏死的药物是( )
   A. 能量合剂
   B. 25% 山梨醇溶液
   C. 5% 葡萄糖氯化钠注射液
   D. 青霉素
   E. 去甲肾上腺素
8. 患者因咳嗽无力而造成排痰不畅，易导致( )
   A. 心力衰竭
   B. 肺水肿
   C. 肺不张
   D. 呼吸困难
   E. 窒息
9. 不宜测口温的患者是( )
   A. 口鼻手术患者
   B. 昏迷患者
   C. 婴幼儿
   D. 脱水患者
   E. 循环衰竭患者
10. 测量血压的注意事项包括( )

A. 测量前血压计汞柱在零点
B. 袖带宽度适宜
C. 血压计零点和心脏位置在同一水平
D. 血压计定期检查和校对
E. 卧位时肱动脉平腋中线

11. 临床死亡期的特征为(　)
A. 组织细胞新陈代谢停止
B. 心跳、呼吸停止
C. 体温异常
D. 反射性反应消失
E. 大小便失禁

12. 雾化吸入疗法的目的是(　)
A. 消炎、镇咳、祛痰
B. 解除支气管痉挛
C. 预防呼吸道感染
D. 湿化呼吸道
E. 治疗肺癌

13. 发生溶血反应可能的原因是(　)
A. 血液储存过久
B. 血液内加入高渗或低渗溶液
C. 血液被细菌污染
D. Rh 因子不合
E. 输入异型血液

14. 使用吸引器吸痰时，操作者应注意(　)
A. 检查电压、管道连接和吸引性能
B. 吸痰管每天更换 1 次
C. 为小儿吸痰时负压要小
D. 储液瓶内的吸出液要及时倾倒
E. 每个部位吸痰不得超过 15 秒

二、填空题

1. 静脉补钾应遵循的“四不宜”是：________、________、________、________。
2. 多尿指正常人的 24 小时尿量超过________。
3. 臀大肌注射的两种定位方法：________、________。
4. 高压蒸汽灭菌器灭菌效果的测定方法有________、________。
5. 测量血压，一般以________动脉血压为标准。
6. 进行药物过敏试验皮内注射时，针头斜面应向上，并与皮肤成 5°角刺入皮内，注入药液________ ml 成皮丘。
7. 发热患者常见的热型包括________、________、________和________等类型。
8. 正常成年人在安静状态下呼吸频率为________。呼吸频率超过________称为呼吸过速，又称气促。
9. 2 岁以下婴幼儿不宜选用________部位做肌内注射。
10. 成年人胃管插入的长度为________ cm。
11. 气胸患者胸腔穿刺部位常选择锁骨中线第________肋间或腋中线第________肋间。

三、判断题（正确的在括号内打√，错误的打×）

1. 已铺好的无菌盘有效时间为 4 小时；已打开过的无菌包、无菌容器有效时间为 24 小时。( )
2. 肝性脑病患者应高蛋白饮食。( )
3. 潜血试验应从试验前 1 天起禁食肉类、肝类、动物血、含铁丰富的药物或食物及绿色蔬菜。( )
4. 进行氧气雾化吸入操作时，严禁接触烟火和易燃品。( )
5. 最理想的扩容剂是全血或血浆。( )
6. 在成分输血中，输注血浆和白蛋白时，不必进行交叉配合试验。( )
7. 嗜睡是一种重度的意识障碍。( )
8. 无痛注射技术要求注射时做到“两快、一慢”，即进针快、推

药快、拔针慢。(　)

9. 静脉输血仅指将全血通过静脉输入体内。(　)

10. 晶体结合胶体液扩容是治疗失血性休克的主要选择。(　)

11. 一旦发现患者突然意识丧失和大动脉搏动消失就应开始复苏抢救。(　)

12. 患者处于休克、衰竭或濒危状态时禁忌进行腰椎穿刺。(　)

四、名词解释

1. 终末消毒
2. 无菌技术
3. 呼吸困难
4. 雾化吸入疗法
5. 血压
6. 三查七对

五、简答题

1. 为昏迷患者做口腔护理应注意什么?
2. 为什么青霉素注射液要现用现配?
3. 试述搬运患者过程中的注意事项。
4. 简述医院常见的不安全因素。
5. 简述紫外线消毒法的注意事项。
6. 试述临终患者的心理反应过程及其护理要点。
7. 试述注射给药法的优缺点。
8. 简述病情观察的内容。
9. 试述体温过高(发热)的定义及引起发热的原因。

答案与解析

一、选择题

A 型（最佳选择题）

1. 【答案】B；病室最适宜的温度为 18 ~ 22℃，相对湿度为 50% ~60%。

2. 【答案】A；发生压疮的因素有多种。①力学因素：引起压疮最基本、最重要的因素主要是压力、摩擦力和剪切力；②局部经常受潮湿或排泄物刺激，出汗、大小便失禁等；③全身营养不良或水肿，皮肤较薄，抵抗力弱，皮下脂肪少；④石膏绷带和夹板使用不当等；⑤年龄：老年人皮肤松弛、干燥，皮下脂肪少。

3. 【答案】C；医务人员“四轻”应为说话轻、走路轻、操作轻、关门轻。

4. 【答案】D；中效消毒剂包括醇类、碘类、部分含氯消毒剂。

5. 【答案】E；一般冬季血压比夏季偏高，因为冬季温度比较低，皮肤内骨骼肌血管相对收缩，周围血管压力增加，血压也会升高。

6. 【答案】A；本题考查为女性患者行导尿术的操作步骤。正常女性尿道长度为 4 ~ 6cm，较短且直，容易发生尿路感染，不宜将尿管插入太深。在为女性患者导尿时，做好前期的消毒工作后，嘱患者张口呼吸，用清洁镊子夹持导尿管，对准尿道口轻轻插入尿道 4 ~ 6cm，见尿液流出后再插入 1cm 左右即可，固定导尿管。

7. 【答案】C；对膀胱高度膨胀又极度虚弱的患者，首次放尿量应 <1000ml，以防腹压突然降低，血液大量潴留在腹腔血管内，造成血压下降而虚脱；或因膀胱突然减压，导致膀胱黏膜急剧充血，引起血尿。

8. 【答案】C；测量呼吸时，护士的手仍放在诊脉部位是为了不被患者察觉，以免患者紧张而影响测量结果。

9.【答案】C；护士应在抢救结束后6小时内完成护理记录。

10.【答案】D；使用约束带应松紧适宜，以能伸进一两个手指为原则，避免过紧，以免影响皮肤状况及血运循环。

11.【答案】C；青霉素过敏应遵医嘱立即皮下注射0.1%盐酸肾上腺素1ml（为首选药物），小儿酌减。如症状不缓解，可每隔半小时皮下或静脉注射，直至脱离危险。此药是抢救过敏性休克的首选药物，具有收缩血管、增加外周阻力、兴奋心肌、增加心排血量及松弛支气管平滑肌的作用。

12.【答案】B；被动卧位：患者自身无变换卧位的能力，躺在被安置的卧位。主动卧位：患者身体活动自如，体位可随意改变的卧位。

13.【答案】B；心肺复苏ABC中A代表开放气道，B代表人工呼吸，C代表人工胸外按压。

14.【答案】C；婴幼儿体温比成年人略高，老年人比成年人略低。

15.【答案】A

16.【答案】A；昏迷患者插鼻饲管时，左手将患者的头托起，使下颌靠近胸骨柄，可以增加咽喉通道的弧度，便于插管，当插到约15cm会厌部时头向后仰，缓缓插入胃管至预定长度。

17.【答案】C；急性呼吸窘迫综合征时，为迅速纠正缺氧状态，可短期使用高浓度吸氧，吸氧浓度在30%～60%，时间不超过24小时，若氧浓度超过60%，持续时间不能超过12小时。

18.【答案】B；测量血压时：坐位，血压计平第4肋；卧位，血压计平腋中线，保持手臂位置（肱动脉）与心脏同一水平。

19.【答案】A；长、短效胰岛素混合使用时，应先抽吸短效胰岛素，再抽吸长效胰岛素，然后混匀，不可逆行操作，以免将长效胰岛素混入短效内，影响其速效性。

20.【答案】A

21.【答案】D；尿失禁患者常对饮水有顾虑，往往自动减少饮水量，这样易增加尿路感染的机会。要对患者说明尿液对排尿反射刺激的必要性，不要少饮水，但睡前限制饮水，以减少夜间尿量。

22.【答案】B；自然光线下，正常瞳孔直径是2～5mm。

23.【答案】A；脑疝瞳孔临床表现为两侧瞳孔不等大，初起时病侧瞳孔略缩小，光反应稍迟钝，以后病侧瞳孔逐渐散大，略不规则，直接及间接光反应消失，但对侧瞳孔仍可正常，这是由于患侧动眼神经受到压迫牵拉之故。要注意以下几点：①患者是否应用过散瞳或缩瞳剂，是否有白内障等疾病。②脑疝患者如两侧瞳孔均已散大，不仅要检查瞳孔，还要检查两眼提睑肌肌张力是否有差异，肌张力降低的一侧往往提示为动眼神经首先受累的一侧，常为病变侧。③脑疝患者两侧瞳孔散大，如经脱水剂治疗和改善脑缺氧后，瞳孔改变为一侧缩小，一侧仍散大，则散大侧常为动眼神经受损侧，可提示为病变侧。④脑疝患者，如瞳孔不等大，假使瞳孔较大侧光反应灵敏，眼外肌无麻痹现象，而瞳孔较小侧提睑肌张力低，这种情况往往提示瞳孔较小侧为病变侧。这是由于病变侧动眼神经的副交感神经纤维受刺激而引起的改变。

24.【答案】D；夜间，人处于平卧位，胆囊基本处于横置位，尤其是人处于左侧卧位时，胆囊处于底朝上、颈朝下的倒立位。这时由于重力的作用，胆囊里的结石会向颈部移动，甚至有时会滑进胆囊颈管而被卡住，而引起胆囊的疼痛。

25.【答案】A；本题考查T管引流的目的。T管引流的目的：①引流胆汁和减压：防止因胆汁排出受阻导致的胆总管内压力增高，胆汁外漏引起腹膜炎。②引流残余结石：使胆道内残余的结石，尤其是泥沙样结石通过T管排出体外；亦可经T管行造影或胆道镜检查、取石。③支撑胆道：防止胆总管切开处粘连、瘢痕狭窄等导致管腔变小。故A项正确。

26.【答案】D；因为肥皂水是属于碱性的溶液，而肝昏迷多数是由于血液代谢异常所导致的，如果应用肥皂水灌肠，会导致游离的血氨吸收入血而加重肝性脑病的症状，严重的还会诱发患者的死亡。

27.【答案】B；吸氧浓度（%）=21+4×氧流量（L/min）。

28.【答案】C；口服液体铁剂时，患者必须用吸管吸入，避免牙齿染黑。

29.【答案】E；急性肺水肿是心内科急症之一，其临床主要表现为：突然出现严重的呼吸困难，端坐呼吸，伴咳嗽，常咳出粉红色泡沫样痰，患者烦躁不安，口唇发绀，大汗淋漓，心率增快，两肺布满湿啰音及哮鸣音，严重者可引起晕厥及心脏骤停。

30.【答案】A

31.【答案】B；训练膀胱功能时，应采用间歇性夹管方式，使膀胱定时充盈、排空，以促进膀胱功能的恢复。一般每3～4小时开放一次。

32.【答案】B；本题考查灌肠溶液的浓度。灌肠溶液常用0.1%～0.2%的肥皂液、生理盐水。成年人每次用量为500～1000ml，小儿200～500ml。溶液温度一般为39～41℃，降温时用28～32℃，中暑用4℃。

33.【答案】D

34.【答案】E；磺胺类药服用后由肾排出，尿少时易析出结晶，引起肾小管堵塞。所以服用磺胺类药物后须多饮水。

35.【答案】E；洋地黄类药物的中毒浓度和治疗浓度很接近，患者如果出现漏服，不可加量补服，以免引起洋地黄中毒。

36.【答案】B；本题滴数=1000×15（点滴系数）/（5×60分）。

37.【答案】E；本题考查输液故障的处理。针头阻塞：一手捏住滴管下端输液管，另一手轻轻挤压靠近针头端的输液管，若感觉有阻力，松手又无回血，则表示针头可能已阻塞。处理：更换针头，重新选择静脉穿刺。切忌强行挤压导管或用溶液冲注针头，以免凝血块进入静脉造成栓塞。

38.【答案】C；输血前、后及两袋血之间，应输入少量0.9%氯化钠注射液，以免发生不良反应。

39.【答案】B；本题考查鼻导管的使用。鼻氧管前端放入小药杯冷开水中湿润，并检查鼻氧管是否通畅。将鼻氧管插入患者鼻孔 1cm。注意用氧安全，切实做好“四防”，即防震、防火、防油、防热。氧气筒应放阴凉处，周围严禁烟火及易燃品，距明火至少 5m，距暖气至少 1m，以防引起燃烧。使用氧气时，应先调节流量后应用；停用氧气时，应先拔出导管，再关闭氧气开关；中途改变流量，先分离鼻氧管与湿化瓶连接处，调节好流量再接上，以免一旦开关出错，大量氧气进入呼吸道而损伤肺部组织。A 项正确，氧气筒放置距暖气 1m，以防引起燃烧。B 项错误，导管润滑应该使用冷开水，禁止使用液状石蜡。C 项正确，单侧鼻导管插管长度为鼻尖至耳垂长度的 2/3。D 项正确，导管每天更换 1 ~ 2 次。E 项正确，停用时先取下鼻导管，再关氧气开关。

40.【答案】B；因为强酸、强碱有腐蚀作用，把胃还有肠道的黏膜腐蚀掉了，这时肠道壁就会变薄，不能再接受任何刺激。洗胃时，如果是正常的肠道，则可以抵御加压冲洗导致的压力改变；如果肠道黏膜变薄，就容易出现穿孔现象。

41.【答案】C；缺氧和二氧化碳潴留同时存在时，应低流量、低浓度持续吸氧。如给予高浓度吸氧，则缺氧反射性刺激呼吸的作用消失，从而导致呼吸抑制，使二氧化碳潴留更加严重，发生二氧化碳麻醉甚至呼吸停止。

42.【答案】A；输血发热反应为畏寒、寒战，体温 38 ~ 41℃，伴皮肤潮红、头痛、恶心、呕吐、肌肉酸痛。过敏反应主要是患者会出现荨麻疹，呼吸困难，严重时会出现休克。

B 型（配伍选择题）

1.【答案】E；急性肺水肿取端坐位，双腿下垂。可以减少下肢静脉血的回流，减轻心脏负担。

2.【答案】B；腰椎穿刺患者取侧卧位，背部接近床沿，头部垫枕，头部极度俯屈，两髋、膝均尽量屈曲近腹。脊背弯成弓形使椎间隙增大，以便于穿刺。

3.【答案】A；患者反坐靠背椅上，双臂平放于椅背上缘；

危重者可取半坐卧位，患者上臂支撑头颈部，使肋间隙增宽。胸腔积液的穿刺点在肩胛下第 7 ~ 9 肋间隙或腋中线第 6 ~ 7 肋间隙。气胸者取患侧锁骨中线第 2 肋间隙进针。

4. 【答案】C；间歇热常见于疟疾、急性肾盂肾炎、败血症等；波状热常见于布鲁氏菌病；不规则热常见于结核病、风湿热、支气管肺炎等。

5. 【答案】A；稽留热常见于大叶性肺炎、斑疹伤寒及伤寒高热期。

6. 【答案】B；弛张热常见于败血症和重症肺结核等。

7. 【答案】B；输血有可能会导致过敏反应，原因是比较多的。一方面有可能是受血者属于过敏体质，容易对血液制品当中的一些蛋白质成分发生过敏反应。另一方面也有可能输血以后，机体容易产生特异性的抗体，这些特异性的抗体也可以和血液制品当中的某些抗原发生抗原抗体反应，从而有可能会导致一系列的全身反应。

8. 【答案】C；输血引起溶血反应：①绝大多数是因误输了 ABO 血型不合的血液引起，是由补体介导、以红细胞破坏为主的免疫反应。其次，由于 A 亚型不合或 Rh 及其他血型不合时也可发生溶血反应。此外，溶血反应还可因供血者之间血型不合引起，常见于一次大量输血或短期内输入不同供血者的血液时。②少数在输入有缺陷的红细胞后可引起非免疫性溶血，如血液贮存、运输不当，输入前预热过度，血液中加入高渗、低渗性溶液或对红细胞有损害作用的药物等。③受血者患自身免疫性贫血时，其血液中的自身抗体也可使输入的异体红细胞遭到破坏而诱发溶血。

9. 【答案】D；输血后发生出血倾向有可能是因为大量输入库存血导致的。

C 型（比较选择题）

1. 【答案】A

2. 【答案】C

3. 【答案】C；肾上腺素是抢救过敏性休克的首选药物，具有收缩血管、增加外周阻力、提升血压、兴奋心肌、增加心排血量以及松弛支气管平滑肌等作用。链霉素过敏性休克除用肾上腺素外，也可以首选葡萄糖酸钙等钙剂进行治疗。

4.【答案】A；过敏性休克临床抢救的首选药物是肾上腺素。休克是由于过敏导致的，它会使外周血管扩张，患者会出现血压下降、头晕、心悸、乏力、盗汗、出汗，严重的会导致死亡。而肾上腺素能够拮抗过敏性休克所出现的临床症状。

5.【答案】C；大量不保留灌肠的目的：①软化和清除粪便、解除肠胀气；②清洁肠道，为肠道手术、检查或分娩做准备；③稀释并清除肠道内的有害物质，减轻中毒；④为高热患者降温。

6.【答案】D；保留灌肠的目的是将药液灌入到直肠或结肠内，通过肠黏膜吸收达到镇静、催眠和治疗肠道感染的目的。

7.【答案】B；少量不保留灌肠的目的：①软化粪便，解除便秘。②排除肠道内的气体，减轻腹胀。适用于腹部或盆腔手术后的患者、危重患者、年老体弱患者、小儿及孕妇等。

X 型（多项选择题）

1.【答案】ABC；D 选项的Ⅳ期：坏死溃疡期。临床表现为坏死组织侵入真皮下层和肌肉层，感染可向周边及深部扩展，可深达骨面。脓液较多，坏死组织发黑，脓性分泌物增多，有臭味，严重者细菌入血易引起脓毒败血症，造成全身感染，危及生命。而 E 选项不可分期的临床表现应为全层组织缺失，创面基底覆盖腐肉或焦痂，无法确定实际深度和分期。

2.【答案】ABE；C 选项中 75% 乙醇通常作为消毒剂使用；D 选项中乙醇作为消毒剂使用时，其杀菌作用有赖于一定量的水分，浓度过高会影响其杀菌效果。

3.【答案】BC；肝炎、艾滋病属于体液、血液传播。疟疾是经按蚊叮咬或输入带疟原虫者的血液而感染疟原虫所引起的虫媒传染病。甲型 H1N1 流感和水痘都是通过呼吸道传播。

4.【答案】CDE；本题考查体温测量的注意事项。患者不慎咬破体温计时，首先应及时清除玻璃碎屑，以免损伤唇、舌、口腔、食管、胃肠道黏膜，再口服蛋清水或牛奶，以延缓汞的吸收。若病情允许，可食用粗纤维食物，加速汞的排出。

5.【答案】ACDE；天气冷就会出现尿多的现象，主要是因为天气冷时皮肤的毛细血管、毛孔会出现自然收缩，汗液挥发就会减少，水排出的途径主要是以尿液和汗液为主。所以多余的水分和代谢废物就只能通过尿液排出体外，就会导致出现尿液增多。

6.【答案】ABCE；药液不足1ml要用吸管计量，1ml等于15滴；油剂药应先在杯中加入少许冷开水，以免附壁；不同的水剂应摇匀后用量杯量取放在不同药杯内；先取片剂药后取水剂药。答案为ABCE。

7.【答案】BE；25%山梨醇溶液属于高渗溶液，外渗时可导致组织坏死；去甲肾上腺素可使血管强烈收缩导致局部缺血缺氧引起组织坏死。

8.【答案】CDE

9.【答案】ABC；本题考查体温测量的注意事项。婴幼儿及精神异常、昏迷、口腔疾患、口鼻手术、张口呼吸者禁忌口温测量。A项正确，口鼻手术患者若测口温可导致测量结果不准确，且易造成手术位置损伤；B项正确，昏迷患者因意识丧失不能有效配合测量口温，一般采用腋温或肛温测量；C项正确，婴幼儿因哭闹等原因不能有效配合测量口温，一般采用腋温或肛温测量；D项错误，脱水患者无昏迷、无躁动时可测口温；E项错误，循环衰竭者无昏迷、无躁动即可测口温。

10.【答案】ABCDE；测血压时：①坐位，血压计平第4肋；卧位，血压计平腋中线，保持手臂位置（肱动脉）与心脏在同一水平。②若肱动脉高于心脏水平，测量值偏低；若肱动脉低于心脏水平，测量值偏高。

11.【答案】BD；临床死亡期表现为心跳、呼吸停止，反射性反应消失，而组织细胞新陈代谢停止属于生物学死亡期的特点。

12.【答案】ABCD；雾化吸入主要的目的有消炎、镇咳、祛痰、解除支气管痉挛、预防呼吸道感染和湿化呼吸道。

13. 【答案】ABCDE；本题考查的是溶血反应的原因。溶血反应是最严重的输血反应，分为急性溶血反应和迟发性溶血反应。急性溶血反应的原因有：一是输入了异型血液；二是输入了变质的血液，如血液储存过久、保存温度过高、血液被剧烈震荡或被细菌污染、血液内加入高渗或低渗溶液或影响 pH 的药物等。迟发性溶血反应则多由 Rh 系统内抗体引起（注意：Rh 阴性患者首次输入 Rh 阳性血液不发生溶血反应，但输血 2 ~3 周后体内即产生抗 Rh 因子的抗体，如再次接受 Rh 阳性的血液，即可发生溶血反应）。

14. 【答案】ACDE；吸痰管应每次更换。

二、填空题

1. 【答案】不宜过浓 不宜过快 不宜过多 不宜过早
2. 【答案】2500ml
3. 【答案】十字法 连线法
4. 【答案】化学监测法 生物监测法
5. 【答案】肱
6. 【答案】0.1
7. 【答案】稽留热 弛张热 间歇热 不规则热
8. 【答案】16 ~18 次/分 24 次/分
9. 【答案】臀大肌
10. 【答案】45 ~55
11. 【答案】2 4 ~5

三、判断题（正确的在括号内打√，错误的打×）

1. 【答案】√
2. 【答案】×
3. 【答案】×
4. 【答案】√
5. 【答案】×
6. 【答案】√

7.【答案】×

8.【答案】×

9.【答案】×

10.【答案】√

11.【答案】√

12.【答案】√

四、名词解释

1.【答案】终末消毒是指对出院、转科或死亡患者及其所住病室、所用的物品及医疗器械等进行的消毒处理。

2.【答案】无菌技术是指在医疗、护理操作过程中，防止一切微生物侵入人体和防止无菌物品、无菌区域被污染的技术。

3.【答案】呼吸困难是一个常见的症状和体征，是指患者主观上感到空气不足，客观上表现为呼吸费力，可出现发绀、鼻翼翕动、端坐呼吸，辅助呼吸肌参与呼吸活动，造成呼吸频率、深度、节律的异常。

4.【答案】雾化吸入疗法是应用雾化装置将药液分散成细小的雾滴以气雾状喷出，使其悬浮在气体中经鼻或口由呼吸道吸入的方法。

5.【答案】血压是指血管内流动着的血液对单位面积血管壁的侧压力（压强）。在不同血管内，血压被分别称为动脉血压、毛细血管和静脉血压，而一般所说的血压是指动脉血压。

6.【答案】三查七对：三查是指操作前查、操作中查和操作后查；七对是指对床号、姓名、药名、浓度、剂量、时间、用法。

五、简答题

1.【答案】为昏迷患者做口腔护理时，禁忌漱口，棉球不可以潮湿，防止误吸。护理口腔内部需使用压舌板和开口器配合操作时，注意开口器应在臼齿处打开。

2.【答案】青霉素水溶液在室温下易产生过敏物质，引起过敏反应；同时还能使药效降低，影响治疗效果。因此，青霉素注射液要现用现配。

3.【答案】在患者入院、接受检查或治疗以及出院时，凡不能自行移动的患者，均需护理人员用不同的运送工具，如平车、轮椅或单架等运送。在运送过程中应注意以下事项：

（1）动作轻稳、准确，确保患者安全舒适，并应注意保暖。

（2）搬运过程中，注意观察患者的病情变化，避免造成损伤等并发症。

（3）保证患者的持续治疗不受影响。

（4）向患者及其家属解释搬运的过程、配合方法及注意事项。

（5）告知患者在搬运过程中，如感不适立刻向护理人员说明，防止意外发生。

4.【答案】医院常见的不安全因素包括：

（1）物理性损伤：①机械性损伤，如跌倒、创伤等；②温度性损伤，如烫伤、烧伤、电灼烧、冻伤等；③压力性损伤，如压疮、气压伤等；④放射性损伤，主要由放射性诊断和治疗处理不当所致。

（2）化学性损伤：通常是由于药物使用不当而引起。

（3）生物性损伤：包括微生物及昆虫对人体的伤害。

（4）心理性损伤：患者对疾病的认识和态度及医护人员的行为和态度均可影响患者的心理，甚至会导致患者生理损害的发生。

（5）医源性损伤：①由于医务人员言谈或行为的不慎而造成的患者心理或生理损伤；②各种医疗、护理差错事故给患者造成的损伤；③医院内感染对患者的伤害。

5.【答案】紫外线消毒法的注意事项包括：①保持紫外线灯管清洁；②正确掌握消毒条件：消毒的适宜温度为20℃～40℃，适宜湿度为40%～60%；③正确记录消毒时间，应从灯管开亮后5～7分钟开始计时；④使用超过1000小时，需更换灯管；⑤加强防护：紫外线对人的眼睛和皮肤有伤害作用，照射时人应离开房间，必要时戴防护镜、穿防护衣；⑥定期检测灭菌效果。

6.【答案】身患绝症的患者从获知病情到临终整个阶段的心理反应过程大体上可分为5个阶段，即否认期、愤怒期、协议期、忧郁期和接受期。以上各期的深度和持续时间有着较大的个体差异，各期的护理要点如下：

（1）否认期：护理人员应坦诚回答患者对病情的询问，注意维持患者适当的希望，实施正确的人生观、死亡观教育，使患者逐步面对现实。

（2）愤怒期：护理人员应允许患者以发怒、抱怨、不合作行为来宣泄其内心的不满和恐惧，同时应给予关心、诱导和防止意外事件发生。

（3）协议期：应争取与患者坦诚交流、相互合作，较好地配合治疗和护理工作，以减轻痛苦和控制症状。

（4）忧郁期：应给予患者同情、鼓励与支持，使其增强信心。要加强心理疏导和死亡教育，预防患者的自杀倾向。

（5）接受期：积极帮助患者了却未完成的心愿。为患者创造安静舒适的环境，减少外界干扰。加强基础护理，使患者舒适、平静、安详、有尊严地离开人间。

7.【答案】注射给药法的优缺点为：

（1）优点：注射给药的主要特点是药物吸收快，血药浓度迅速升高，适用于因各种原因不宜口服给药的患者。

（2）缺点：注射给药会造成一定程度的组织损伤，可引起疼痛及潜在并发症的发生。另外，因药物吸收快，某些药物的不良反应出现迅速，处理相对困难。

8.【答案】病情观察的内容包括：

（1）一般情况的观察。

（2）生命体征的观察。

（3）意识状态的观察。

（4）瞳孔的观察。

（5）心理状态的观察。

（6）特殊检查或药物治疗的观察。

9. **【答案】** 体温过高又称发热，是指任何原因引起产热过多、散热减少、体温调节障碍、致热原作用于体温调节中枢使调定点上移而引起的体温升高，并超过正常范围。一般而言，当腋下温度超过 37℃或口腔温度超过 37.5℃，昼夜体温波动在 1℃以上称为体温过高。引起体温过高的原因甚多，根据致热原的性质和来源不同可以分为感染性发热和非感染性发热两大类。感染性发热较多见，主要由病原体引起。非感染性发热由病原体以外的各种物质引起，目前越来越引起人们的重视。

第二章

急危重症护理学

一、选择题

A 型（最佳选择题）

1. 关于成年人心肺复苏的说法，正确的是(　)
   A. 按压部位在胸骨中段
   B. 成年人心脏按压的力度应使胸骨下陷 4 ~ 5cm
   C. 双人复苏时人工呼吸与按压之比为 2:5
   D. 心脏按压时应两手手指贴于胸壁
   E. 心脏按压 50 次/分
2. 海（水）产品或盐腌渍品常引起下列哪一类食物中毒(　)
   A. 沙门菌食物中毒
   B. 嗜盐菌食物中毒
   C. 变形杆菌食物中毒
   D. 葡萄球菌食物中毒
   E. 肉毒杆菌食物中毒
3. 张力性气胸急救首先是(　)
   A. 手术治疗
   B. 抗生素治疗
   C. 排气减压
   D. 胸带固定
   E. 镇静止痛
4. 抢救溺水时，患者的体位应是(　)

A. 平卧位
B. 头高足低位
C. 半卧位
D. 俯卧位
E. 侧卧位

5. 抢救溺水首要的措施是(　)
A. 清除呼吸道内的堵塞物
B. 建立静脉通道
C. 应用抗生素
D. 预防脑水肿
E. 立即进行口对口人工呼吸

6. 应用简易呼吸器进行人工呼吸的频率和潮气量为(　)
A. 12～16 次/分，500～700ml
B. 10～12 次/分，500～700ml
C. 12～16 次/分，600～800ml
D. 8～10 次/分，500～700ml
E. 12～16 次/分，400～500ml

7. 毒蛇咬伤最有效的局部早期处理是(　)
A. 胰蛋白酶局部注射或套封
B. 拔除毒牙
C. 伤口近心端肢体结扎
D. 局部伤口烧灼
E. 局部外敷中草药

8. 一旦心电监测确定为心室颤动应立即（　）
A. 人工心脏起搏
B. 电击复律
C. 静脉注射利多卡因
D. 静脉注射异丙肾上腺素
E. 静脉注射阿托品

9. 抢救一氧化碳中毒患者最首要的措施是(　)
A. 迅速脱离中毒现场

B. 静脉滴注 ATP、辅酶 A 等
C. 预防脑水肿
D. 吸氧、纠正缺氧
E. 休克时纠正休克

10. 现场急救电击伤患者的第一步是(　)
A. 切断电源
B. 胸外心脏按压
C. 包扎创面
D. 注射 TAT
E. 预防感染

11. 预防中暑最首要的措施是(　)
A. 加强高温适应
B. 注意锻炼，增强体质
C. 注意饮足量开水
D. 注意饮足量盐开水
E. 改善劳动条件

12. 急性巴比妥类药中毒时最主要的并发症和致死原因是(　)
A. 呼吸和循环衰竭
B. 中毒性休克
C. 大出血
D. 急性肾衰竭
E. 脑细胞中毒坏死

13. 以下大咯血窒息抢救措施不妥的是(　)
A. 立即置患者于患侧卧位或平卧位
B. 立即清除口腔内血块
C. 立即应用镇咳镇静药
D. 立即应用呼吸兴奋药
E. 呼吸道通畅后加压吸氧

14. 以下骨折现场急救的说法错误的是(　)
A. 重点检查有无内脏损伤
B. 开放性骨折应现场复位

C. 取清洁布类包扎伤口
D. 就地取材，固定伤肢
E. 平托法搬移脊柱骨折的患者

15. 用止血带止血时，不正确的方法是( )
A. 止血带不可过细或过窄
B. 记录扎止血带的时间
C. 止血带松紧以远端动脉搏动微弱为宜
D. 上止血带部位衬软垫
E. 上肢出血应在上臂上 1/3 处扎止血带

16. 开放性气胸抢救的首要措施是( )
A. 封闭伤口，变开放性气胸为闭合性气胸
B. 呼救
C. 快速输液
D. 嘱深呼吸
E. 取平卧位

17. 与食物中毒患者处理无关的是( )
A. 头低足高卧位
B. 洗胃
C. 胃内容物送检
D. 对症治疗
E. 维持生命体征

18. 骨盆骨折最危险的并发症是( )
A. 骨盆腔内出血
B. 膀胱破裂
C. 尿道断裂
D. 骶丛神经损伤
E. 直肠损伤

19. 复苏时常用的给药途径不包括( )
A. 心内给药
B. 腹腔给药
C. 气管内给药

D. 外周静脉给药
E. 中心静脉给药

20. 双人进行胸外心脏按压时与人工呼吸的比例是（　）
A. 2:1
B. 15:1
C. 4:1
D. 15:2
E. 6:1

21. “有效”胸外按压的频率、按压深度是(　)
A. 80次/分，3～4cm
B. 100次/分，3～4cm
C. 120次/分，3～4cm
D. 100次/分，4～5cm
E. 60次/分，4～5cm

22. 单相波除颤、双相波除颤能量各为(　)
A. 单相波360J，双相波200J
B. 单相波360J，双相波360J
C. 单相波200J，双相波200J
D. 单相波300J，双相波200J
E. 单相波300J，双相波120J

23. 判断消化道出血量正确的是（　）
A. 粪便潜血阳性，提示出血量在10ml以上
B. 出现柏油便者，出血量在100ml以上
C. 患者出现休克表现时，出血量至少在2000ml以上
D. 如出现呕血症状，表示胃内积血量达250～300ml以上
E. 血红蛋白经血容量补充后与出血前比较，每下降1g，约等于失血600ml

24. 具有氧化和解毒功能的洗胃液是（　）
A. 高锰酸钾溶液
B. 2%苏打水
C. 温盐水

D. 温清水

E. 活性炭混悬液

25. 用九分法计算成年人烧伤面积，下列错误的是（　）

A. 头颈部9%

B. 两上肢18%

C. 躯干27%

D. 两臀部9%

E. 双下肢41%（不含臀部）

26. 下列烧伤的深度判断描述正确的是(　)

A. 临床表现为局部干燥、疼痛、微肿而红，无水疱，为Ⅰ度烧伤

B. 伤及整个表皮和部分真皮乳头层，生发层部分受损，无感染，表现局部红肿明显，有大小不等水疱形成为深Ⅱ度烧伤

C. 烧伤深及真皮乳头层以下，临床表现为局部肿胀，皮肤较白或棕色，可见相间小水疱，为浅Ⅱ度烧伤

D. 焦痂性烧伤是深Ⅱ度烧伤

E. 临床将Ⅰ度、Ⅱ度烧伤称为浅度烧伤，Ⅲ度烧伤称为深度烧伤

27. 上消化道出血出现黑便时，出血量至少为（　）

A. ＜5ml

B. ＞5ml

C. ＞50ml

D. ＜50ml

E. ＞100ml

28. 复合伤初期急救处理错误的是（　）

A. 迅速而安全地使伤员离开现场，避免再受伤和继发性损伤

B. 维护呼吸道通畅，昏迷患者转运时取伤侧卧位

C. 心搏和呼吸骤停时立即行心肺复苏

D. 对连枷胸患者立即加压包扎，纠正反常呼吸

E. 不能给予镇痛、镇静剂

29. 对破伤风的描述错误的是（　）
   A. 破伤风杆菌是一种革兰阳性厌氧梭状芽孢杆菌
   B. 破伤风杆菌在缺氧环境下生长繁殖产生毒素而致特异性感染
   C. 破伤风杆菌在自然界中分布很广，土壤、灰尘、人和动物的粪便中均可发现它的存在
   D. 芽孢抵抗力很强，须煮沸 30 分钟，高压蒸汽 10 分钟或浸于 50% 苯酚中 10 ~ 12 小时方可将其消灭
   E. 破伤风局部伤口的氧供丰富是发病的最有利因素
30. 对高血压危象的处理措施错误的是（　）
   A. 立即半卧位、吸氧
   B. 密切观察血压、神志、心率的动态变化
   C. 建立静脉通道，选用速效降压药物尽快降低血压
   D. 有抽搐、躁动不安者不可镇静
   E. 减轻或减少脑水肿的发生
31. 对创伤指数的描述错误的是（　）
   A. 创伤指数（TI）是以创伤类型估计测算的分数
   B. 分数越多伤情越重
   C. 9 分以下门诊治疗即可，为轻伤
   D. 10 ~ 16 分为中度伤
   E. 17 分以上为重伤，应收住院治疗
32. 输液中发生肺水肿的防治措施错误的是（　）
   A. 输液时注意滴速不宜过快，液量不可过多
   B. 取端坐位，两腿下垂，减少回心血量，减轻心脏负担
   C. 加压给氧，同时使氧气经过 20% ~ 30% 乙醇湿化后吸入
   D. 不能给镇静药以免影响症状观察
   E. 必要时进行四肢轮流结扎法，以有效地减少静脉回心血量
33. 输液中防治发生空气栓塞的措施错误的是（　）
   A. 输液时必须将空气排尽
   B. 输液器各连接处要拧紧勿脱开
   C. 加压输液输血时要有专人留守

D. 应立即置患者于右侧卧位和头低足高位
E. 同时给患者氧气吸入

34. 肺梗死三联征指（　）
A. 呼吸困难，咳痰，剧烈胸痛
B. 呼吸困难，咯血，剧烈胸痛
C. 呼吸困难，咯血，低氧血症
D. 呼吸困难，咯血，剧烈咳嗽
E. 呼吸困难，咯血，发绀

35. 以下人工呼吸过程中的做法错误的是（　）
A. 避免过度通气
B. 潮气量在 500 ~ 600ml（6 ~ 7ml/kg）
C. 1 次超过 1 秒的吹气，正常呼吸，然后同样地吹第 2 次气
D. 在做 CPR 时，保持 12 ~ 14 次/分的通气频率
E. 挤压患者的环状软骨，使其向后压迫食管于颈椎骨上，能防止胃胀气，减少反流和误吸

36. 治疗张力性气胸下列错误的是（　）
A. 吸氧
B. 粗针头排气
C. 胸腔闭式引流
D. 立即行气管插管辅助呼吸
E. 皮下气肿切开排气

37. 无创机械通气应用的基本条件错误的是（　）
A. 患者清醒能够合作
B. 呼吸道里有大量脓痰
C. 血流动力学稳定
D. 不需要气管插管保护
E. 能耐受鼻/面罩

B 型（配伍选择题）

（1 ~ 4 题共用备选答案）
A. 石灰水

B. 5% ~10% 硫代硫酸钠溶液

C. 5% 醋酸

D. 1:5000 高锰酸钾溶液

E. 温开水或等渗溶液

1. DDT 和“六六六”中毒时洗胃用(　)
2. 巴比妥类安眠药中毒时洗胃用(　)
3. 急性砷中毒时洗胃最好用(　)
4. 强碱中毒时口服(　)

(5 ~6 题共用备选答案)

A. 洗胃

B. 注射 TAT

C. 高压氧治疗

D. 头高足低位

E. 头低足高位

5. 有机磷中毒的抢救措施之一是（　）
6. 休克患者抢救时应(　)

C 型（比较选择题)

(1 ~3 题共用备选答案)

A. 高压氧治疗

B. TAT 注射

C. 两者均是

D. 两者均否

1. 急性一氧化碳中毒(　)
2. 破伤风(　)
3. 中暑(　)

(4 ~5 题共用备选答案)

A. 2% 碳酸氢钠

B. 1:2000 高锰酸钾溶液反复洗胃

C. 两者均是

D. 两者均否

4. 敌百虫中毒忌用( )
5. 巴比妥类中毒用 ( )

X 型多项选择题

1. 胸外心脏按压的有效指征为( )
   A. 自主呼吸恢复
   B. 口唇转红
   C. 上肢收缩压维持在 45mmHg 以上
   D. 瞳孔散大
   E. 出现躁动
2. 大咯血窒息抢救措施应包括( )
   A. 仰卧头低足高位
   B. 清除口腔内血凝块和血液
   C. 防止舌后坠
   D. 低浓度持续给氧
   E. 适当用呼吸兴奋药
3. 溺水的抢救原则是( )
   A. 呼吸心搏停止者进行心肺复苏
   B. 保持呼吸道通畅
   C. 注射破伤风抗毒素
   D. 预防脑水肿
   E. 立即将患者移至空气新鲜、通风良好之处
4. 关于口对口人工呼吸的说法正确的是( )
   A. 适用于现场抢救
   B. 见到胸廓扩张方可有效
   C. 对婴幼儿，则仅对鼻吹气
   D. 吹气时捏紧患者的鼻孔
   E. 吹气时间以约占 1 次呼吸周期的 2/3 为宜
5. 张力性气胸患者( )
   A. 胸腔抽气后压力不再上升
   B. 肺萎陷轻

C. 纵隔移位明显
D. 胸腔压力常呈正压
E. 常需采用胸膜腔闭式引流

6. 急性肾衰竭高钾血症最有效的处理方法是(　)
A. 限制入水量，使中心静脉压维持在6～10cmH_2O
B. 血液透析
C. 注意补镁
D. 静脉缓慢注射钙剂
E. 服用利尿药螺内酯

二、填空题

1. 一般认为服毒后________小时之内进行洗胃较为合理。
2. 多发伤中可迅速致死又可迅速逆转的3种情况是________、________和________。
3. 阿片类急性中毒后可出现________、________和________三联征表现。
4. 急性心肌梗死后溶栓治疗的时间窗为________。
5. 失血性休克最重要的治疗措施是________。
6. 急性左心衰竭主要的临床表现为________，突出的症状为________。
7. 中心静脉压（CVP）过高说明________、________，过低说明________。
8. 有机磷农药中毒的特效解毒药是________和________。
9. 急性肺水肿患者吸氧时湿化瓶内加入乙醇的浓度为________。

三、判断题（正确的在括号内打√，错误的打×）

1. 有机磷中毒者常用2%高锰酸钾溶液洗胃。(　)
2. 双人复苏时人工呼吸与心脏按压之比为1∶5。(　)
3. 在口对口的人工呼吸时，为了保证有足够时间的通气，吹气时间应长，大于1次呼吸周期的1/3为宜。(　)
4. 心搏骤停的主要依据是意识丧失、反射消失。(　)

5. 张力性气胸患者抢救的首要措施是气管内插管、上呼吸机。(　)
6. 哮喘严重发作时多表现为极度呼吸困难，呼吸音明显减低，哮鸣音消失。(　)
7. 咯血时防治窒息比大咯血失血休克的抢救更重要。(　)
8. 两种或两种以上毒物接触，其毒性表现为相加或协同，使临床中毒表现加重。(　)
9. 大咯血患者宜高流量给氧以改善缺氧、防止窒息。(　)
10. 上消化道出血停止的最可靠指标是排出的大便由黑色转呈黄色。(　)
11. 生石灰烧伤时应迅速清除石灰颗粒，然后再用大量的流动水冲洗。(　)
12. 心脏停搏 5 ~8 分钟内称为临床死亡期，处于临床死亡期的患者是有可能被复苏的。(　)
13. 电击伤后易发生大出血和急性肾功能不全。(　)
14. 对有机磷中毒出现惊厥时应予镇静，必要时用吗啡。(　)
15. 为了增加心排血量，心脏按压时间应略长于放松时间。(　)

四、名词解释

1. 心搏骤停
2. 休克指数
3. 高血压脑病
4. 肺栓塞

五、简答题

1. 试述心搏骤停的诊断要点。
2. 试述高热惊厥的处理原则。
3. 试述胸外心脏按压的有效指征。

答案与解析

一、选择题

A 型（最佳选择题）

1.【答案】B；成年人心肺复苏按压部位在胸骨中下 1/3 处，按压深度为 4～5cm；双人心肺复苏时人工呼吸与按压之比为 2∶30；心脏按压 100 次/分；按压时掌根紧贴皮肤，手指离开皮肤。

2.【答案】B；海（水）产品或盐腌渍品中含有亚硝酸钠，故易引起嗜盐菌食物中毒。

3.【答案】C；张力性气胸胸壁裂口与胸膜腔相通，且形成活瓣，气体随每次吸气时从裂口进入胸腔，而呼气时活瓣关闭，气体只能入不能出，致使胸膜腔内气体不断增多，压力不断升高，导致胸膜腔内压力高于大气压，高压使患侧肺严重萎陷，纵隔向健侧移位，挤压健侧组织，影响腔静脉回流，导致严重循环呼吸衰竭，应立即排气减压，挽救生命。

4.【答案】D；抢救者一腿跪在地，另一腿屈膝，将溺水者腹部横放在其大腿上，使其头下垂，接着按压其背部，使胃内积水倒出。

5.【答案】A；溺水患者主要是窒息，急救的首要原则是清理呼吸道，保持呼吸道的通畅。

6.【答案】B

7.【答案】A；毒蛇咬伤最有效的局部早期处理是胰蛋白酶局部注射或套封。

8.【答案】B；心电监测确定心室颤动多提示心脏骤停的可能，应立即进行电击复律。由于时间是治疗心室颤动的关键，每延迟除颤 1 分钟，复苏成功率下降 7%～10%，而单独药物治疗，如静注利多卡因、异丙肾上腺素、肾上腺素，起效较慢，不宜采用。需与电击复律联合应用，即在复律的同时开放静脉通道，此时肾上腺素是首选药物。起搏治疗适用于有症状心动过缓患者，尤其是存在高度房室传导阻滞时，心搏停止时不推荐使用。

9.【答案】A；最首要的就是先脱离中毒环境，使患者周围空气流通，及时吸氧。

10.【答案】A；现场急救电击伤患者的第一步是切断电源。

11.【答案】E；中暑是高温或烈日暴晒引起体温调节功能紊乱所致体热平衡失调，水电解质紊乱或脑组织细胞受损而致的一组急性临床综合征。最主要的预防措施就是改善高温环境。

12.【答案】A；巴比妥类药物作用于网状结构上行激活系统而引起意识障碍，对中枢神经系统有抑制作用，随着剂量的增加，由镇静催眠到麻醉，以致延脑中枢麻痹，呼吸由浅慢到停止，心血管功能由低血压到休克。

13.【答案】C；大咯血窒息时应将患者放平，使其平卧位，立即清除口腔内血块，保持呼吸道通畅，吸氧，遵医嘱应用呼吸兴奋药。应用镇咳镇静药不利血块的排除，也影响病情的观察。

14.【答案】B；开放性骨折因为断端污染，在现场不可复位。

15.【答案】C；使用止血带止血时止血带应扎在伤口近心端，靠近伤口；压力要适当，以刚好使远端动脉搏动消失为度；衬垫要平整；上止血带的时间不能超过5小时，每隔1小时放松一次，放松2~3分钟，标记上止血带的时间。

16.【答案】A；开放性气胸患侧胸膜腔与大气直接相通后负压消失，胸膜腔内压几乎等于大气压，伤侧肺被压缩而萎陷致呼吸功能障碍，纵隔向健侧移位，影响静脉回心血流，故应紧急封闭伤口，变开放为闭合，行胸膜腔穿刺抽气减压，暂时解除呼吸困难，清创，缝合伤口，做胸膜腔闭式引流。必要时开胸探查，积极预防并处理并发症。

17.【答案】A；食物中毒应首先催吐，直到中毒者吐出清水为止，再洗胃，减少毒物的吸收；导泻，一般使用硫酸镁或硫酸钠，加水250ml，口服；胃内容物要及时送检，以便进行有针对性的治疗。

18.【答案】A；题中所列各项都是骨盆骨折可能发生的并发症。其中最危险的是出血。骨盆骨主要是松质骨，邻近又有许多动、静脉丛，血液供应丰富，骨折可引起广泛出血，并沿腹膜后疏松结缔组织广泛蔓延，大量出血可致失血性休克，如主要大动、静脉破裂可迅速死亡。

19. 【答案】B；休克或昏迷时，复苏常用的给药途径包括心内给药、气管内给药、外周静脉给药和中心静脉给药。

20. 【答案】B；双人进行胸外心脏按压时与人工呼吸的比例是 30∶2。

21. 【答案】D

22. 【答案】A

23. 【答案】D；病情的严重程度与失血量呈正相关，每日消化道出血大于 5ml，粪便潜血试验阳性，每日出血量超过 50ml 可出现黑便，胃内积血量大于 250ml 可引起呕血。一次出血量小于 400ml 时，因轻度血容量减少，可有组织液及脾贮血补充，多不引起全身症状。出血量大于 400ml，可出现头晕、心悸、乏力等症状。短时间内出血量大于 1000ml，可有休克表现。

24. 【答案】A；洗胃液选择：最常用的洗胃液是温开水。根据进入胃内毒物种类不同，可选用不同的洗胃液。①溶剂：口服脂溶性毒物（如汽油或煤油等）时，先用液体石蜡 150 ~ 200ml，使其溶解不被吸收，然后洗胃。②解毒剂：解毒剂与体内存留毒物起中和、氧化和沉淀等化学作用，使其失去毒性。③中和剂：强酸用弱碱（如镁乳、氢氧化铝凝胶等）中和，不用碳酸氢钠，因其遇酸后可生成二氧化碳，使胃肠充气膨胀，有造成穿孔的危险。强碱可用弱酸类物质（如食醋、果汁等）中和。④沉淀剂：有些化学物与毒物作用，生成溶解度低、毒性小的物质。乳酸钙或葡萄糖酸钙与氟化物或草酸盐作用，生成氟化钙或草酸钙沉淀。2% ~5% 硫酸钠与可溶性钡盐作用，生成不溶性硫酸钡。生理盐水与硝酸银作用生成氯化银。⑤氧化剂：1∶5000 高锰酸钾液，可使生物碱、蕈类毒素氧化而解毒。⑥胃黏膜保护剂：吞服腐蚀性毒物时，禁忌洗胃，可用胃黏膜保护剂，如牛奶、蛋清、米汤、植物油等保护胃肠黏膜。

25. 【答案】D；（1）新九分法：①成年人：头颈部占 9%，

其中发部3%、面部3%、颈部3%；双上肢占18%，其中双上臂7%、双前臂6%、双手5%；躯干占27%，其中躯干前面13%、躯干后面13%、会阴1%；双下肢占46%，其中双臀5%、双大腿21%、双小腿13%、双足7%。②小儿：头颈部［9+（12-年龄）］%，双上肢18%，躯干27%，双下肢［46-（12-年龄）］%。

（2）手掌法：患者自己的一侧手掌（五指并拢）的面积占体表面积的1%。

26.【答案】A；烧伤分为Ⅰ度、浅Ⅱ度、深Ⅱ度及Ⅲ度。

（1）Ⅰ度烧伤（红斑期）：损伤程度达表皮角质层，生发层健在。临床特点为轻度红、肿、痛、热，感觉过敏，表面干燥无水疱。

（2）浅Ⅱ度烧伤（水疱期）：损伤达真皮浅层，部分生发层健在。临床特点是剧痛，感觉过敏，有水疱，疱皮剥脱后可见创面均匀发红、潮湿、水肿明显。

（3）深Ⅱ度烧伤（水疱期）：损伤达真皮深层，有皮肤附件残留。临床特点是痛觉较迟钝，有水疱或无水疱，基底苍白，间有红色斑点，创面潮湿。

（4）Ⅲ度烧伤（焦痂期）：损伤达皮肤全层，有时可深达皮下组织、肌肉和骨骼。临床特点是皮肤痛觉消失、无弹性，干燥，无水疱，如皮革状，苍白、焦黄或炭化。

27.【答案】C

28.【答案】E；复合伤患者可以适量给予镇痛、镇静剂，对颅脑伤或呼吸功能不良者禁用吗啡、哌替啶。

29.【答案】E；破伤风是由破伤风杆菌感染所致的一种常见和创伤相关联的特异性感染，除可能发生在各种创伤后，还可发生于不洁条件下的产妇和新生儿。此菌广泛存在于泥土和人畜粪便中，是革兰阳性厌氧性芽孢杆菌。破伤风的发病，除细菌毒力强、数量多、缺乏免疫力等因素外，局部伤口缺氧是发病的最有利因素。

30.【答案】D；高血压危象有抽搐、躁动不安者使用地西泮

(安定)等镇静药。如有脑水肿发生可适当使用脱水药和利尿药,常用药物有20%甘露醇和呋塞米。

31.【答案】A;创伤指数是指采用损伤部位、损伤方式、循环变化、呼吸变化、意识状态五个方面对患者进行评分,每项指标为4级记分(1、3、5、6)。

32.【答案】D;输液过程中,密切观察患者的情况,控制输液速度及输液量。对心肺功能不全、老年人、儿童更应注意。发生肺水肿的治疗原则:①立即停止输液,通知医生。若病情允许,协助患者取端坐位,双腿下垂,减少下肢静脉回流,减轻心脏负担。②给予高流量氧气吸入,一般6~8L/min,湿化瓶内加20%~30%的乙醇溶液。③遵医嘱给予镇静、平喘、强心、利尿和扩血管药物。④必要时进行四肢轮扎。每5~10分钟放松一个肢体,可以有效减少回心血量。⑤静脉放血200~300ml也是一种有效减少回心血量的直接方法,但要慎用,贫血者应禁用。

33.【答案】D;输液中发生空气栓塞的原因有:①输液导管内空气未排尽,导管连接不紧,有漏气。②拔出较粗的、近胸腔的深静脉导管后,穿刺点封闭不严密。③加压输液时无人守护;液体输完未及时更换或拔针。预防:①输液前检查输液器的质量,排尽导管内的气体。②加强巡视,加压输液时有专人看护。③拔出较粗的、近胸腔的深静脉导管后,必须立即严密封闭穿刺点。治疗:①立即给予左侧卧位,并保持头低足高位。②给予高流量吸氧,纠正缺氧状态。③有条件时可使用中心静脉导管抽出空气。④严密观察病情变化,给予对症处理。

34.【答案】B

35.【答案】D;①每次人工吹气的时间应超过1秒。②潮气量要足以产生明显的胸廓起伏。③人工呼吸时不可太快或太过用力。④双人CPR时如果已建立人工气道,通气频率应为8~10次/分,不必考虑通气和胸外按压之间的同步、协调。

36.【答案】D;张力性气胸须先行胸腔减压,未行减压气管插管辅助呼吸将严重影响呼吸循环。

37.【答案】B;无创机械通气应用的基本条件:患者清醒能

够合作；血流动力学稳定；不需要气管插管保护（无误吸、严重消化道出血、气道分泌物过多且排痰不利）；无影响使用鼻（面）罩的面部创伤；能够耐受鼻（面）罩。

B 型（配伍选择题）

1. **【答案】**E；DDT 和“六六六”中毒时洗胃用温开水或等渗溶液，切忌水不宜过热，热水可增加毒物溶解吸收。

2. **【答案】**D；巴比妥类安眠药中毒时洗胃用 1∶5000 高锰酸钾溶液或清水或淡盐水。

3. **【答案】**B；急性砷中毒时最好用 5%～10% 硫代硫酸钠溶液，条件不允许时可用清水或生理盐水。

4. **【答案】**C；强碱中毒时禁忌催吐和洗胃，立即口服弱酸性溶液以中和碱性，如食醋、3%～5% 醋酸、大量橘子汁或柠檬汁。

5. **【答案】**A；有机磷中毒抢救应迅速清除毒物，洗胃，应用解磷定、阿托品，预防肺部感染。

6. **【答案】**E；休克患者抢救时应头低足高位，可促进静脉血回流，增加心排血量从而缓解休克症状。

C 型（比较选择题）

1. **【答案】**A；高压氧治疗可以治疗一氧化碳中毒。高压氧治疗可以改善体内的缺氧状态，并促使一氧化碳从体内排出，迅速纠正组织缺氧。氧疗可加速碳氧血红蛋白减低，增加一氧化碳的排出。

2. **【答案】**B；破伤风患者注射 TAT 的目的是中和游离的毒素，这样可以减轻患者的临床症状。

3. **【答案】**D

4. **【答案】**A；敌百虫中毒忌用 2% 硫酸氢钠洗胃，因其会将敌百虫氧化成毒性更强的敌敌畏。

5. **【答案】**B；巴比妥类中毒洗胃时可以用生理盐水或者用 1∶5000 左右的高锰酸钾溶液进行洗胃。

X 型多项选择题

1. **【答案】**ABE；胸外心脏按压的有效指征包括：①可触及

大动脉搏动（如股动脉和颈动脉），可测得较低的血压，通常大于60mmHg，并且血压可维持在此数值以上。②末梢循环改善，如口唇、颜面、皮肤、指端等颜色由苍白或者发绀转变为红润。肢体温度恢复。③瞳孔由大变小，出现对光反射。④自主呼吸恢复。⑤昏迷变浅，出现反射、挣扎或躁动。

2. **【答案】** BCE；大咯血窒息抢救时应：①准备好吸引器、氧气、鼻导管、气管切开包、止血药、呼吸兴奋药、升压药等抢救设备和药物。②患者窒息时立即置患者头低足高位，轻拍背部以利血块排出。③清除口鼻腔内血凝块或迅速用吸引器清除呼吸道内积血。必要时立即行气管插管或气管镜直视下吸取血块。④血块清除后若患者自主呼吸未恢复，应行人工呼吸，高流量吸氧或遵医嘱用呼吸兴奋药。⑤密切观察病情变化，监测血气分析和凝血机制等。

3. **【答案】** ABD；①迅速清除口、鼻中的污物，以保持呼吸道通畅；迅速将患者置于抢救者屈膝的大腿上，头倒悬轻按患者背部迫使呼吸道及胃内的水倒出。②淡水淹溺者可用3%高渗盐水静滴，海水淹溺者可用5%葡萄糖或低分子右旋糖酐静滴。③心肺复苏处理。④防治并发症。

4. **【答案】** ABD；施救者要注意患者的呼吸道是否通畅；人工呼吸的频率，儿童、婴幼儿患者需要酌情增加；吹气的压力应保持均匀性，吹气量不可过多，通常是在500～1000ml为妥，用力不可以过猛或者过大，容易将气体吹入胃内，发生胃胀气；吹气时间忌过短，也不宜过长，通常是以占1次呼吸的1/3为宜，通常是1秒多；若遇到牙关紧闭的患者，可行口对鼻吹气，方法相同，但是不可以捏鼻，应该是将患者的口唇紧闭，防止漏气。

5. **【答案】** CDE；张力性气胸气体每次吸气时从裂口进入胸膜腔，而呼气时裂口活瓣关闭，气体不能排出，使胸腔内积气不断增多形成高压，使患肺严重萎缩，纵隔明显向健侧移动，健侧肺组织受压；由于胸膜腔高压，使气体进入纵隔或胸壁软组织，并向下扩散，形成纵隔气肿或颈、面、胸部等处的皮下气肿。需立即排气减压，行胸膜腔闭式引流术。

6.【答案】ABD；对于高钾血症的处理，一般可以给予钙剂，因为注射钙剂可以对抗高钾血症的心脏毒性，另外还可以给予高渗葡萄糖及胰岛素，促进钾离子由细胞外液进入细胞内，而葡萄糖还可以刺激胰岛素的分泌。而对于急性肾衰竭患者出现的高钾血症，上述治疗可能效果有限，必要时可采取血液透析的方法进行降低血钾的治疗，限制入水量，使中心静脉压维持在6～10cmH_2O。

二、填空题

1.【答案】4～6
2.【答案】通气障碍　循环障碍　未控制的大出血
3.【答案】呼吸抑制　昏迷　瞳孔缩小
4.【答案】6小时
5.【答案】止血
6.【答案】急性肺水肿　呼吸困难
7.【答案】心功能不全　容量负荷过重　血容量不足
8.【答案】阿托品　胆碱酯酶复活剂
9.【答案】20%～30%

三、判断题（正确的在括号内打√，错误的打×）

1.【答案】×
2.【答案】√
3.【答案】×
4.【答案】√
5.【答案】×
6.【答案】√
7.【答案】√
8.【答案】×
9.【答案】×
10.【答案】√
11.【答案】√

12.【答案】√

13.【答案】√

14.【答案】×

15.【答案】√

四、名词解释

1.【答案】心脏突然停止跳动，有效泵血功能消失，引起全身严重缺血、缺氧，称为心搏骤停。

2.【答案】休克指数是指脉搏与收缩血压的比值。

3.【答案】高血压脑病是指高血压病程中发生急性脑血液循环障碍，引起脑水肿和颅内压增高而产生的系统临床表现。

4.【答案】肺栓塞是指肺动脉或其分支被阻塞，相应肺组织血液供应减少或中断。本病多见于老年人、长期卧床的慢性病患者及手术或创伤后。肺栓塞的病因包括血栓栓塞、空气栓塞、脂肪栓塞、羊水栓塞及瘤栓栓塞等，而以深静脉血管炎所引起的血栓栓塞为最常见。大多数肺栓塞是由盆腔和大腿深静脉血栓引起的。静脉淤滞是形成血栓的主要因素，长期卧床和固定的患者危险性最大。其他易患因素包括长骨骨折、恶性肿瘤、新近发生的心肌梗死、充血性心力衰竭、真性红细胞增多症和镰状细胞贫血、肥胖等。妊娠或服用避孕药者也有发生肺栓塞的危险。

五、简答题

1.【答案】心搏骤停的诊断要点有：①突然意识丧失，全身抽搐，抢救者轻拍并呼叫患者无反应；②大动脉搏动消失，抢救者以手指触摸患者喉结再滑向一侧，颈动脉搏动点无跳动。

2.【答案】高热惊厥的处理原则如下。①控制惊厥发作：首选地西泮每次0.5mg/kg缓慢静脉注射（1mg/min）。苯巴比妥钠5~8mg/kg，肌内注射。②解除高热。③治疗原发病。④预防复发。

3.【答案】胸外心脏按压的有效指征是：①能扪及大动脉搏动（腹、颈动脉）、血压收缩压维持在60mmHg（8.0kPa）以上；

②末梢循环改善，口唇、颜面、皮肤、指端由苍白发绀转为红润，肢体转温；③瞳孔缩小，并出现对光反射；④自主呼吸恢复；⑤昏迷变浅，出现反射、挣扎或躁动。

第三章

内科护理学

一、选择题

A 型（最佳选择题）

1. 急性心肌梗死最突出的症状是(　)
   A. 休克
   B. 心前区疼痛
   C. 心律失常
   D. 充血性心力衰竭
   E. 胃肠道症状
2. 心脏病患者用力排便可能引起的严重意外是(　)
   A. 肛裂
   B. 心搏骤停
   C. 直肠曲张
   D. 便血
   E. 血压升高
3. 急性心肌梗死常见的死亡原因是(　)
   A. 心源性休克
   B. 心力衰竭
   C. 严重心律失常
   D. 电解质紊乱
   E. 发热
4. 呼吸系统疾病最常见的咯血原因是(　)

A. 支气管扩张
B. 慢性支气管炎
C. 肺结核
D. 支气管肺癌
E. 风湿性心脏病二尖瓣狭窄

5. 护理咯血窒息患者的第一步是(　)
A. 解除呼吸道阻塞
B. 加压给氧
C. 使用呼吸兴奋药
D. 输血
E. 口对口人工呼吸

6. 下列采集血气分析标本的方法，不正确的是(　)
A. 选用 2ml 干燥注射器
B. 先抽少许经过稀释的肝素充盈针筒
C. 在严格无菌操作下抽动脉血 2ml 左右
D. 拔出针头后立即送检
E. 抽血后立即用软木塞封闭针头

7. 消化道出血应用三腔气囊管压迫止血，放气的时间是术后(　)
A. 12 小时
B. 24 小时
C. 48 小时
D. 72 小时
E. 96 小时

8. 上消化道大出血伴休克时的首要护理措施为(　)
A. 准备急救用品和药物
B. 建立静脉输液途径
C. 去枕平卧头偏一侧
D. 迅速配血备用
E. 按医嘱应用止血药

9. 三腔气囊管使用过程中发生窒息的原因是(　)
A. 喉头水肿

B. 牵引过紧
C. 胃气囊阻塞咽喉
D. 血液反流至气管
E. 食管气囊充气过多

10. 护理白血病患者最重要的是(　　)
A. 注意出血
B. 高热处理
C. 预防感染
D. 观察病情变化
E. 记录药物反应

11. 孕妇最易发生哪种贫血(　　)
A. 恶性贫血
B. 缺铁性贫血
C. 再生障碍性贫血
D. 溶血性贫血
E. 地中海贫血

12. 过敏性紫癜与血小板减少性紫癜的主要区别是(　　)
A. 毛细血管脆性试验阳性
B. 紫癜呈对称分布
C. 血小板计数正常
D. 下肢皮肤有紫癜
E. 有过敏史

13. 诊断原发性甲状腺功能减退最敏感的试验是(　　)
A. 基础代谢率测定
B. 血清胆固醇测定
C. 三碘甲状腺原氨酸摄取试验
D. 甲状腺摄碘率测定
E. 血清促甲状腺激素（TSH）测定

14. 糖尿病最常见的神经病变是(　　)
A. 周围神经病变
B. 神经根病变

C. 自主神经病变
D. 脊髓病变
E. 脑神经病变

15. 鉴别糖尿病酮症酸中毒和高渗性非酮症糖尿病昏迷的主要症状为（　）
A. 神志改变
B. 多饮多尿症状明显
C. 局限性抽搐
D. 血压偏低
E. 食欲减退

16. 尿毒症最常见的病因是(　)
A. 原发性高血压
B. 慢性肾小球肾炎
C. 慢性肾盂肾炎
D. 肾动脉硬化
E. 红斑狼疮性肾炎

17. 肾小球肾病的主要临床特点是(　)
A. 肾功能减退
B. 出血性膀胱炎
C. 大量蛋白尿
D. 高血压
E. 尿中纤维蛋白降解产物增加

18. 尿毒症伴高血钾时，最有效的治疗方法是(　)
A. 输入小苏打
B. 输入钙剂
C. 输入高渗葡萄糖加胰岛素
D. 血液透析
E. 口服钠型阳离子交换树脂

19. 世界卫生组织规定的高血压标准是(　)
A. 血压≥160/95mmHg
B. 血压≥140/90mmHg

C. 血压≥160/90mmHg

D. 血压≥160/100mmHg

E. 血压≥120/90mmHg

20. 引起猝死最常见的心律失常是(　)

A. 心房颤动

B. 心房扑动

C. 心室颤动

D. 阵发性室上性心动过速

E. 频发性室性期前收缩

21. 急性心肌梗死患者第 1 周必须(　)

A. 绝对卧床

B. 床上四肢活动

C. 由人搀扶室内行走

D. 日常生活自行料理

E. 开始功能锻炼

22. 下列哪种患者临床表现不出现发绀(　)

A. 急性肺炎

B. 慢性阻塞性肺气肿

C. 自发性气胸

D. 严重贫血

E. 右心衰竭

23. 不宜用于治疗胃溃疡的药物是(　)

A. 前列腺合成剂

B. 甲氰咪胍（西咪替丁）

C. 丙谷胺

D. 三钾二橼络合铋

E. 阿托品

24. 胃肠道中起消化作用最主要的消化液是(　)

A. 胃液

B. 胰液

C. 肠液

D. 唾液

E. 胆汁

25. 关于上消化道出血患者的饮食护理，下列哪项不正确(　)

A. 严重呕血者要暂时禁食 8 ~24 小时

B. 溃疡伴小量出血一般无需禁食

C. 食管静脉曲张破裂出血要禁食

D. 一般溃疡出血可进牛奶等流食

E. 大便隐血试验持续阳性，应暂时禁食

26. 三腔气囊管使用注意事项中，下列哪项不妥(　)

A. 充气量要适当

B. 牵引宜适度

C. 经常抽吸胃内容物

D. 拔管前宜服液状石蜡

E. 出血停止后口服少量流食

27. 肝硬化腹水产生的机制不包括(　)

A. 门静脉内压增高

B. 血清白蛋白减少

C. 肾小球滤过减少

D. 醛固酮分泌增多

E. 脾功能亢进

28. 再生障碍性贫血引起贫血最主要的原因是(　)

A. 造血原料缺乏

B. 无效性红细胞生成

C. 红细胞破坏过多

D. 骨髓造血功能低下

E. 失血

29. 正常止血取决于以下哪项因素(　)

A. 血小板的质和量及血管壁的正常

B. 皮肤的完整性和凝血因素的正常

C. 血小板的质和量及凝血因素的正常

D. 血小板的质和量、血管壁及凝血因素的正常

E. 机体正常免疫功能

30. 铁剂可用于治疗(　)

A. 巨幼细胞贫血

B. 溶血性贫血

C. 小细胞低色素性贫血

D. 自身免疫性贫血

E. 再生障碍性贫血

31. 嗜铬细胞瘤的诊断试验中，下列哪项最有价值(　)

A. 组胺激发试验

B. 腹膜后空气造影

C. 酚妥拉明（Rigitin）试验

D. 铬胺试验

E. 测定24小时尿中肾上腺素及去甲肾上腺素总量

32. 甲状腺功能亢进治疗方法中，哪种最易引起甲状腺功能减退(　)

A. 甲硫氧嘧啶

B. 他巴唑（甲巯咪唑）

C. 放射性^{131}I

D. 手术切除甲状腺

E. 中药治疗

33. 糖尿病膳食治疗的目的中，下列哪项是错误的(　)

A. 调整膳食中糖的供给量

B. 减轻胰岛细胞的负担

C. 纠正糖代谢紊乱

D. 降低血糖

E. 消除症状

34. 急性肾衰竭少尿无尿早期主要死亡原因是(　)

A. 低钙血症

B. 低钠血症

C. 高钾血症

D. 低钾血症

E. 高镁血症

35. 血尿是指尿离心沉淀后镜检每高倍视野有（　）红细胞

A. 1 ~2 个

B. 2 个

C. 3 个以上

D. 5 个

E. 10 个以上

36. 肺性脑病早期患者头痛、烦躁、失眠时可用的镇静药为(　)

A. 巴比妥类药

B. 奋乃静或 10% 水合氯醛

C. 地西泮

D. 艾司唑仑

E. 安眠酮

37. 下列哪项不是心绞痛的疼痛特点(　)

A. 阵发性前胸、胸骨后部痛

B. 劳动或情绪激动时易发作

C. 可放射至心前区与左上肢

D. 胸痛一般持续 3 ~5 分钟

E. 多数患者伴有心律失常

38. 下列哪项不是右心衰竭的临床表现(　)

A. 颈静脉充盈或怒张

B. 肝大和压痛

C. 周围型发绀

D. 咳粉红色泡沫痰

E. 下垂性凹陷性水肿

39. 对肝性脑病患者的护理要注意水、电解质平衡，但下列哪项不妥(　)

A. 水不宜摄入过多

B. 无须补钾

C. 限制钠盐

D. 正确记录出入水量

E. 根据需要测定血电解质

40. 呕血患者的饮食应该是(　)

A. 软食

B. 冷流食

C. 普食

D. 暂禁食

E. 半量流食

41. 溃疡病患者出现下列哪项病情提示有穿孔发生(　)

A. 饮量突然减少

B. 嗳气反酸加重

C. 恶心、腹胀明显

D. 上腹剧痛、腹肌紧张

E. 常发生“午夜痛”

42. 肝性脑病患者进行清洁灌肠，其溶液最好选用(　)

A. 0.1% ~0.2% 肥皂水

B. 甘油稀释液

C. 50% 硫酸镁溶液

D. 高渗盐水

E. 生理盐水 100ml 加白醋 10ml

43. 溃疡病患者腹痛剧烈，疑有穿孔并发症，禁止使用(　)

A. 阿托品

B. 西咪替丁

C. 灭吐灵

D. 胃肠减压

E. 吗啡

44. 肝硬化出现腹水时，一般血浆白蛋白应低于(　)

A. 30g/L

B. 25g/L

C. 50g/L

D. 27g/L

E. 40g/L

45. 腹膜炎三联征是指(　)
A. 腹肌紧张、腹痛和腹部压痛
B. 腹肌紧张、腹部压痛和反跳痛
C. 腹痛、腹部压痛和反跳痛
D. 腹肌紧张、腹痛和休克
E. 腹痛、休克和腹部压痛
46. 胃溃疡疼痛规律为(　)
A. 进食—缓解
B. 进食—疼痛
C. 疼痛—进食—缓解
D. 进食—缓解—疼痛
E. 进食—疼痛—缓解
47. 最容易产生丙氨酸氨基转移酶增高的是(　)
A. 肝细胞再生
B. 肝细胞变性坏死
C. 炎症细胞浸润
D. 肝实质细胞蛋白合成功能障碍
E. 结缔组织增生
48. 再生障碍性贫血应选用(　)
A. 铁剂
B. 叶酸
C. 丙酸睾酮
D. 硫酸亚铁
E. 维生素
49. 关于铁的吸收的说法，错误的是(　)
A. 低铁比高铁好
B. 与维生素 C 同时服好
C. 与维生素 B_{12}同时服好
D. 主要在十二指肠上段吸收
E. 每天约吸收 1mg
50. 下列哪项不是白血病的临床表现(　)

A. 发热
B. 出血
C. 血糖降低
D. 贫血
E. 器官浸润

51. 目前糖尿病主要的死亡原因是(　　)
A. 心血管并发症
B. 糖尿病酮症酸中毒昏迷
C. 神经病变
D. 高渗性非酮症糖尿病昏迷
E. 感染

52. 下列哪项不是甲状腺功能亢进的临床表现(　　)
A. 体重下降
B. 易激动
C. 多食善饥
D. 月经量增多
E. 疲乏无力

53. 慢性肾炎肾病型在用氮芥治疗中应特别注意观察(　　)
A. 消化道症状
B. 出血性膀胱炎
C. 肝功能损害
D. 白细胞计数减少
E. 脱发

54. 下列哪项有助于区别肾盂肾炎和膀胱炎(　　)
A. 尿频、尿急
B. 尿中有白细胞
C. 尿中有红细胞
D. 尿中有白细胞管型
E. 以上都不是

55. 下列哪项不属于肾病综合征尿检结果(　　)
A. 尿蛋白（+++）或更多

B. 选择性或非选择性蛋白尿
C. 不同程度血尿
D. 尿糖（+++）或更多
E. 尿纤维蛋白降解产物增多

B 型（配伍选择题）

（1～3 题共用备选答案）
A. 急性刺激性干咳
B. 长期晨间咳嗽
C. 带喉音的咳嗽
D. 带金属音的咳嗽
E. 变换体位时咳嗽
1. 上呼吸道炎症出现（　）
2. 支气管扩张出现（　）
3. 肺脓肿常出现（　）
（4～7 题共用备选答案）
A. 陶土色大便
B. 脓血便
C. 米泔样便
D. 柏油样便
E. 果酱样便
4. 阿米巴痢疾（　）
5. 细菌性痢疾（　）
6. 上消化道出血（　）
7. 霍乱（　）
（8～10 题共用备选答案）
A. 钠型阳离子交换树脂
B. 氢氧化铝凝胶
C. 叶酸制剂
D. 碳酸氢钠
E. 安体舒通

8. 慢性肾功能不全高钾血症者宜选用(　)
9. 慢性肾功能不全高磷血症者宜选用(　)
10. 慢性肾功能不全代谢性酸中毒者宜选用(　)

(11 ~ 13 题共用备选答案)

A. 高血压
B. 高血脂
C. 高热
D. 尿多、尿相对密度高
E. 尿糖阳性

11. 嗜铬细胞瘤的表现是(　)
12. 糖尿病的表现是(　)
13. 甲状腺危象的表现是(　)

(14 ~ 15 题共用备选答案)

A. 高血压危象
B. 高血压脑病
C. 顽固性高血压
D. 恶性高血压
E. 老年高血压

14. 眼底无视盘水肿，预后不佳的疾病是(　)
15. 在短期内血压明显升高，出现头痛、呕吐等症状的疾病是(　)

(16 ~ 17 题共用备选答案)

A. 肾上腺素
B. 麻黄碱
C. 氨茶碱
D. 氢化可的松
E. 西地兰

16. 支气管哮喘发作首选（　）
17. 心源性哮喘应选用(　)

(18 ~ 21 题共用备选答案)

A. 出血倾向

B. 陶土样大便
C. 急性肾衰竭
D. 多源性休克
E. 寒战、高热

18. 出血坏死性胰腺炎可引起(　　)
19. 胆管炎常有(　　)
20. 溶血性黄疸可引起(　　)
21. 肝细胞性黄疸可引起(　　)

C 型（比较选择题）

(1 ~3 题共用备选答案)
A. 红细胞渗透脆性试验增高
B. 红细胞渗透脆性试验降低
C. 两者均有
D. 两者均无

1. 自身免疫性溶血性贫血(　　)
2. 阵发性睡眠性血红蛋白尿(　　)
3. 缺铁性贫血(　　)

(4 ~5 题共用备选答案)
A. 食管静脉曲张
B. 大便隐血试验持续阳性
C. 两者均有
D. 两者均无

4. 胃溃疡(　　)
5. 胃癌(　　)

(6 ~7 题共用备选答案)
A. 阵发性夜间呼吸困难
B. 周围性发绀
C. 两者均是
D. 两者均无

6. 左心功能不全的表现(　　)

7. 右心功能不全的表现(　)

(8～10题共用备选答案)

A. 门脉性肝硬化

B. 原发性肝癌

C. 两者均有

D. 两者均无

8. 白/球蛋白比例倒置(　)

9. 肝脏呈进行性肿大(　)

10. 腹水呈漏出液(　)

X型（多项选择题）

1. 慢性呼吸衰竭应用机械通气的指征为(　)

A. 意识障碍，呼吸不规则

B. 呼吸道分泌物多且排痰障碍

C. 极易发生呕吐及误吸

D. 全身状态差

E. 严重缺氧和（或）CO_2潴留

2. 胸痛的护理措施包括(　)

A. 患者取病侧卧位

B. 使用胶布于患者呼吸之末紧贴在患侧胸部

C. 使用吗啡或哌替啶镇痛

D. 给予小剂量镇静药

E. 病因护理

3. 尿毒症可有(　)

A. 低钙

B. 高磷

C. 高钾

D. 低钠

E. 低血糖

4. 贫血按病因及发病机制可分为(　)

A. 造血不良性贫血

B. 溶血性贫血
C. 失血性贫血
D. 地中海贫血
E. 缺铁性贫血

5. 肝硬化腹水患者的护理措施有(　)
A. 安置患者半卧位
B. 给予低盐饮食
C. 定期测量腹围和体重
D. 准确记录每天出入水量
E. 经常给予冷敷

6. 溃疡病呕血患者的正确护理措施是(　)
A. 卧床休息
B. 禁食 4 小时
C. 早期使用三腔气囊管
D. 定期测量生命体征
E. 禁用巴比妥类药物

7. 糖尿病饮食治疗的原则包括(　)
A. 按理想体重计算总热量
B. 体重超过理想体重 20% 者应减少总热量
C. 饮食分配应根据患者习惯，最好少吃多餐
D. 饮食固定后则不要更改
E. 糖类占饮食总热量的 50% ~60%

8. 急性白血病治疗原则包括(　)
A. 防治感染
B. 纠正贫血
C. 控制出血
D. 抗生素治疗
E. 骨髓移植

9. 以下哪些疾病常有晕厥发生并可能猝死(　)
A. 预激综合征
B. 肥厚型心肌病

C. 室间隔缺损

D. 主动脉瓣狭窄

E. 心室颤动

10. 大咯血患者咯血停止后的护理措施是(　)

A. 给予温或凉的流质饮食

B. 适当活动以利恢复

C. 保持大便通畅

D. 及时治疗原发病

E. 继续加强观察，防止病情反复

11. 少尿可见于以下哪些情况(　)

A. 休克

B. 大出血

C. 心功能不全

D. 急性肾炎

E. 原发性醛固酮增多症

12. 肾的主要功能有(　)

A. 排泄体内的代谢产物

B. 调节酸碱平衡

C. 调节机体内的水和渗透压

D. 调节电解质浓度

E. 调节血糖

13. 甲状腺功能亢进的特征性临床表现包括(　)

A. 突眼

B. 多尿

C. 易激动

D. 胫骨前黏液性水肿

E. 多食善饥

二、填空题

1. 风湿性心脏病是指急性风湿性心脏炎症所遗留的心脏瓣膜病变，临床上常以________最为常见。

2. 呼吸系统疾病的五大常见症状是咳嗽、咳痰、咯血、________、________。
3. 糖尿病最易发生的并发症是________。
4. 呼吸困难按其发病机制和临床表现的不同，可分为________、________、混合性呼吸困难3种类型。
5. 溃疡病常见的并发症有上消化道出血、________、________、________。
6. 临床上以水肿、高血压、血尿和蛋白尿为主要表现者应考虑为________。
7. 急性肾小球肾炎的三大并发症是________、________、________。
8. 纤维胃镜检查前应禁食________小时。
9. 左心衰竭时________淤血，右心衰竭时________淤血。
10. 抢救大咯血窒息的首要关键是________。

三、判断题（正确的在括号内打√，错误的打×）

1. 肺源性心脏病患者出现头痛、失眠、烦躁，往往是肺性脑病的早期表现。(　)
2. 应激性溃疡是以胃黏膜糜烂和急性溃疡为特征，引起急性上消化道出血的黏膜病变，它发生于某些疾病应激过程中。(　)
3. 血小板减少性紫癜的病因与接触物、吸入物、食物等有关。(　)
4. 肾炎是由细菌直接感染肾脏而发生的。(　)
5. 控制高血压危象首选药物是硝普钠。(　)
6. 对腹膜透析患者，应给予患者低蛋白饮食，以免影响透析效果。(　)
7. 口服葡萄糖耐量试验是空腹抽血后，1次口服葡萄糖150g，于1、2、3、4小时各抽血1次测血糖及胰岛素。(　)
8. 肺心病患者出现失眠、烦躁时，可用巴比妥类药物治疗。(　)
9. 肝穿刺术前应做超声定位，并取压痛最明显或脓肿最低处做穿刺或活检。(　)

10. 肝性脑病的前兆是出现意识模糊、扑翼样震颤及脑电图异常。( )
11. 治疗巨幼细胞贫血最常见又有效的药物是硫酸亚铁。( )
12. 胰岛素注入人体后半小时开始起作用，所以糖尿病患者应在饭前半小时注射胰岛素。( )
13. 慢性肾衰竭尿毒症期可出现酸中毒和高血钾。( )
14. 急性心力衰竭时，患者应取坐位或半坐卧位，两腿抬高。( )
15. 呼吸窘迫综合征纠正缺氧时可吸入高浓度氧。( )
16. 判断消化道出血停止的依据是症状渐趋好转，血压、脉搏稳定，大便隐血试验阴性。( )
17. 蜘蛛痣常见部位有肩部、颈部。( )
18. 肝性脑病患者可给予高蛋白饮食，以补充营养。( )

四、名词解释

1. 呼吸衰竭
2. 低血糖症
3. 慢性支气管炎
4. 法洛四联症
5. 阻塞性肺气肿
6. DIC
7. 三凹征

五、简答题

1. 试述急性肾炎常见的并发症。
2. 试述肝动脉插管栓塞术的术后护理要点。
3. 试述糖尿病患者必须在饭前 30 分钟注射胰岛素的原理。
4. 试述急性肾衰竭的护理要点。
5. 试述急性心肌梗死的主要症状。
6. 试述心力衰竭患者水肿的原因及特点。

答案与解析

一、选择题

A 型（最佳选择题）

1.【答案】B；疼痛是急性心肌梗死最早出现、最突出的症状。

2.【答案】B；用力排便会引起交感神经兴奋容易引起心律失常，然后进一步发展严重者将会心搏骤停。

3.【答案】C；急性心肌梗死常见的死亡原因为严重心律失常，并以室性心律失常最为常见。

4.【答案】C；呼吸系统疾病常见的咯血原因是肺结核、支气管扩张、肺炎、肺癌等，其中肺结核是最常见的原因。

5.【答案】A；解除呼吸道阻塞，保证呼吸顺畅是护理咯血窒息患者的第一步，也是关键的一步。

6.【答案】D；标本采集完成后拔出针头，用软木塞封闭针头再尽快送检。

7.【答案】B；消化道出血放置三腔气囊管 24 小时后放气数分钟，再注气加压以免食管胃底黏膜受压过久而致黏膜糜烂、缺血性坏死。

8.【答案】B；上消化道大出血伴休克时的首要护理措施为立即建立两条以上静脉通道，尽可能选择粗直的血管留置套管针。

9.【答案】C；三腔气囊管使用过程中由于胃气囊阻塞咽喉导致呼吸道阻塞引起窒息。

10.【答案】C；本题考查白血病的护理。防治感染是保证急性白血病患者争取有效化疗或骨髓移植，降低死亡率的关键措施之一。患者如出现发热，应及时查明感染部位，做细菌培养和药敏试验，使用有效抗生素。酌情使用细胞因子如粒细胞集落刺激因子（G－CSF）和粒细胞－巨噬细胞集落刺激因子（GM－CSF），可促进造血细胞增殖，减轻化疗所致粒细胞缺乏，缩短粒细胞恢复时间，提高患者对化疗的耐受性。A项错误，防治出血，血小板计数低者可输单采血小板悬液，保持血小板计数 $>20\times10^9/L$，并发DIC时则应做出相应处理，不是最重要的护理。B项错误，高热与感染、肿瘤细胞代谢亢进有关，不是最重要的护理。C项正确，防治感染，是保证急性白血病患者争取有效化疗或骨髓移植，降低死亡率的关键措施之一。D项错误，观察病情变化不是最重要的护理。故正确答案为C。

11. 【答案】B；妊娠期妇女由于血容量增加，胎儿的生长发育等原因铁需求量增加，供给量不能满足需要量，妊娠期妇女更容易患缺铁性贫血。

12. 【答案】C；过敏性紫癜是一种常见的血管变态反应性疾病；血小板减少性紫癜是自身免疫性血小板减少，血小板免疫性破坏，外周血中血小板减少的疾病。

13. 【答案】E；血清中TSH是诊断甲减最敏感的指标，甲减时，TSH表现为升高。

14. 【答案】A；糖尿病最易并发周围神经病变，通常为对称性，下肢较上肢严重，病情进展缓慢。单一神经病变少见，主要累及脑神经。

15. 【答案】C；高渗性非酮症糖尿病临床以严重高血糖、高血浆渗透压、脱水为特点，晚期逐渐陷入昏迷、抽搐、尿少甚至尿闭，无酸中毒样深大呼吸。酮症酸中毒表现为食欲减退、恶心、呕吐常伴头痛、嗜睡、烦躁、呼吸深快有烂苹果味（丙酮味），晚期出现严重失水，尿量减少、皮肤弹性差、眼球下陷、脉细速、血压下降、四肢厥冷、昏迷等，但无抽搐表现。

16. 【答案】B；肾病是尿毒症的主要原因，所以慢性肾脏疾病的最终结局都将是尿毒症，这其中慢性肾炎是首要原因。在导致尿毒症的疾病中慢性肾小球肾炎占50%以上。

17. 【答案】C；肾小球肾病的主要临床特点是蛋白尿、血尿和一过性氮质血症。

18. 【答案】D；尿毒症患者肾脏的代谢功能失常，只有通过人为干预，血液透析是最常见、最有效的方法。

19. 【答案】B

20. 【答案】C；心室颤动是致命性心律失常。

21. 【答案】A；急性心肌梗死的患者第1周必须绝对卧床，减少心肌耗氧量和交感神经兴奋性。

22. 【答案】D；严重贫血的一般表现为疲乏、困倦、软弱无力，皮肤苍白是贫血最突出的症状。

23. 【答案】E；阿托品可使胃排空延迟，从而促进胃潴留并增加胃食管反流。

24. 【答案】B；胰液是最主要的消化液，胰液中的消化酶主要有胰淀粉酶、胰脂肪酶、胰蛋白酶和糜蛋白酶。

25. 【答案】E；上消化道出血患者的饮食护理：对于急性大出血患者应禁食，对于少量出血、无呕吐、无明显活动性出血的患者选用温凉清淡无刺激性流食。

26. 【答案】E；三腔气囊管使用注意事项：首先确保管腔通畅，气囊无漏气，再次定时测定气囊的压力，最后定时抽吸食管、引流管、胃管，观察出血是否停止。

27. 【答案】E；肝硬化腹水形成的主要因素：①门静脉压力增高；②低白蛋白血症；③肝淋巴液生产过多；④抗利尿激素生成过多和肾脏因素。

28. 【答案】D；再生障碍性贫血是由于多种原因导致造血干细胞数量减少和（或）功能障碍所引起的一类贫血。

29. 【答案】D

30. 【答案】C；小细胞低色素性贫血指红细胞中的含铁血黄素低，并且细胞体积小所形成的贫血。

31. 【答案】E；嗜铬细胞瘤是根据尿肾上腺素及去甲肾上腺素的值进行定性。

32. 【答案】C；甲状腺功能亢进治疗方式有3种：①抗甲状腺药物治疗；②放射性碘治疗；③手术治疗。其中，放射性碘治疗的副作用是可以导致永久性甲状腺功能减退。

33. 【答案】A；糖尿病膳食治疗的目的是控制血糖。

34. 【答案】C；高钾血症是急性肾衰竭最严重的并发症之

一，也是少尿期的首要死因。

35.【答案】C；血尿是指尿离心沉淀后镜检每高倍视野有3个以上红细胞，尿色正常。而肉眼血尿指尿呈洗肉水色或血色。

36.【答案】B

37.【答案】E；心绞痛是心脏缺血反射到身体表面所感觉的疼痛，特点为前胸阵发性、压榨性疼痛，可伴有其他症状。疼痛主要位于胸骨后部，可放射至心前区与左上肢，劳动或情绪激动时常发生，每次发作持续3～5分钟，可数日一次，也可一日数次，休息或服用硝酸酯类制剂后消失。

38.【答案】D；本题考查右心衰竭的临床表现。右心衰竭的症状：①消化道症状，如腹胀、食欲缺乏、恶心呕吐；②呼吸困难。体征：①水肿。早期在身体的下垂部位和组织疏松部位出现对称性、凹陷性水肿。重者可出现全身水肿，并可伴有胸腔积液、腹水和阴囊水肿。②颈静脉怒张和肝颈静脉回流征阳性。右心衰竭可见颈静脉怒张，其程度与静脉压升高的程度呈正相关；压迫患者的腹部或肝脏，可见颈静脉怒张更明显，称为肝颈静脉回流征阳性。③肝大、肝压痛及腹水。可出现肝大和压痛；持续慢性右心衰竭者，可发展为心源性肝硬化，此时肝脏压痛不明显，肝颈静脉回流征不明显，伴有黄疸和肝功能损害。D项错误，咳粉红色泡沫痰是急性左心衰竭的表现。本题为选非题，故正确答案为D。

39.【答案】B；肝性脑病的护理要防止大量进液或输液：过多液体可引起低血钾，稀释性低血钠、脑水肿等，可加重肝性脑病。避免快速利尿和大量放腹水，及时纠正频繁的腹泻和呕吐，防止有效循环血容量减少、水电解质紊乱和酸碱失衡。

40.【答案】D；呕血患者应暂禁食，呕血停止后可给予冷流食。

41.【答案】D；穿孔常发生于十二指肠溃疡，主要表现为腹部剧烈疼痛，具有急性腹膜炎体征。

42.【答案】E；肝性脑病患者禁用0.1%～0.2%肥皂水灌肠，最好选用生理盐水100ml加白醋10ml。

43.【答案】E；在疼痛原因未明前，禁止使用吗啡，以防掩盖病情而耽误治疗。

44.【答案】A

45.【答案】B

46.【答案】E；胃溃疡在餐后 0.5～1 小时出现，至下次餐前自行消失，即进食—疼痛—缓解。

47.【答案】B；丙氨酸氨基转移酶（ALT）在人体各组织器官活动或病变时，就会把其中的丙氨酸氨基转移酶释放到血液中，使血清中丙氨酸氨基转移酶增高。

48.【答案】C；再生障碍性贫血促进骨髓造血时选用雄激素、造血细胞因子、造血干细胞移植。

49.【答案】C

50.【答案】C；白血病的临床症状：①贫血；②发热；③出血；④器官和组织浸润。

51.【答案】A；在胰岛素及抗生素应用以前，糖尿病性酮症酸中毒及感染是糖尿病的主要死亡原因。自 1921 年胰岛素应用于临床至今已有 100 余年，糖尿病性昏迷及感染所致的死亡急剧减少，大幅度延长了糖尿病患者的寿命。与此同时，在糖尿病动脉硬化及微血管病变基础上产生的慢性并发症，已成为糖尿病死亡的主要因素。故选 A。

52.【答案】D；甲状腺功能亢进的临床表现：①甲状腺激素分泌过多症候群；②甲状腺肿大；③突眼症，突眼为眼症中重要且较特异的体征之一。甲亢者月经稀少而非月经量增多。

53.【答案】D；在氮芥治疗中出现白细胞计数减少提示出现了骨髓抑制，应立即停服或减量。

54.【答案】D；肾盂肾炎：有发热、腰痛、肾区叩击痛或尿中有白细胞管型；膀胱炎：仅有尿频、尿急、尿痛等尿路刺激征。

55.【答案】D；肾病综合征尿检是尿常规出现大量蛋白尿，尿沉渣常见颗粒管型及红细胞。

B 型（配伍选择题）

1. 【答案】A

2. 【答案】E；支气管扩张的咳嗽与体位有关，这是由于分泌物积储于支气管扩张的部位，所以支气管扩张会出现变换体位时咳嗽。

3. 【答案】E；肺脓肿咳嗽与体位有关，这是由于分泌物积储于肺脓肿部位，所以肺脓肿会出现变换体位时咳嗽。

4. 【答案】E；阿米巴痢疾粪便的特点是果酱色、鱼冻样，血腥恶臭且粪质较多。

5. 【答案】B；细菌性痢疾临床表现为腹痛、腹泻、里急后重和黏液脓血便，可伴有发热及全身毒血症症状，严重者有感染性休克和（或）中毒性脑病，急性期一般数日即愈，少数病程迁延。

6. 【答案】D；上消化道出血时，红细胞被胃肠液消化破坏，释放血红蛋白并进一步降解为血红素、卟啉和铁等产物，在肠道细菌的作用下，铁与肠内产生的硫化物结合成硫化铁，使粪便呈柏油状。

7. 【答案】C；霍乱时粪便呈白色米泔水样，内含黏液片块，量多而脓细胞少。

8. 【答案】A；使用钠型阳离子交换树脂可以排钾利尿，纠正酸中毒。

9. 【答案】B；氢氧化铝凝胶对慢性肾功能不全高磷血症者有较好的作用。

10. 【答案】D；慢性肾功能不全代谢性酸中毒一般可口服碳酸氢钠纠正，严重者静脉补碱。若经过积极补碱不能纠正，应及时透析治疗。

11. 【答案】A；嗜铬细胞瘤的表现是高血压、高血糖、高代谢。

12. 【答案】D；糖尿病的表现是“三多一少”（吃得多、喝得多、尿得多；体重减少），糖尿病因尿中含糖等尿相对密度高。

13. 【答案】C；甲状腺危象的主要表现为术后 12 ~ 36 小时

内患者出现高热、脉快而弱、大汗、烦躁不安、谵妄甚至昏迷，常伴有呕吐水泻。

14.【答案】C；顽固性高血压眼底无视盘水肿，血压反复增高，并且对于各种药物的治疗效果不明显。

15.【答案】A；高血压危象患者表现为头痛、烦躁、眩晕、恶心、呕吐、心悸、胸闷、气急、视物模糊等严重症状，以及伴有动脉痉挛累及靶器官缺血的症状。

16.【答案】C

17.【答案】E

18.【答案】D；急性出血性坏死型胰腺炎早期由于腹腔渗液及组织间隙开放，导致有效血容量不足，出现血压下降、尿量少甚至出现低血容量性休克。中期会出现脏器功能衰竭，如可以出现胸闷、气喘、呼吸困难等呼吸循环系统衰竭，可以出现少尿、无尿等肾功能衰竭，还可以出现腹胀、腹痛、腹腔间隔综合征等消化系统功能衰竭。后期会因为胰腺坏死继发感染而出现严重的腹腔感染，诱发脓毒血症、感染性休克，是死亡率最高的一个阶段。此外急性出血性坏死性胰腺炎有时还会出现胰性脑病，是一种比较少见的严重并发症——休克。

19.【答案】E；胆管炎主要症状有腹痛、高热寒战、黄疸等。

20.【答案】C；溶血性黄疸造成胆红素的阻塞会导致急性肾衰竭。

21.【答案】A；由于大量肝细胞的迅速溶解坏死，可导致胆红素大量入血而引起严重黄疸（肝细胞性黄疸），凝血因子合成障碍引起出血倾向、肝功能衰竭，对各种代谢产物的解毒功能发生障碍。

C型（比较选择题）

1.【答案】A

2.【答案】D

3.【答案】B

4.【答案】D

5. 【答案】B

6. 【答案】A；左心功能不全的常见症状有呼吸困难，轻者为劳力性呼吸困难、阵发性夜间呼吸困难，重者可休息时呼吸困难，或端坐呼吸，此为肺淤血和肺顺应性降低所致。

7. 【答案】B；右心衰竭患者周围性发绀主要是由于体循环淤血导致，临床表现为肝大、淤血，颈静脉怒张，胃肠道淤血，出现腹胀、纳差、恶心呕吐、食欲缺乏等，同时还会引起双下肢对称性的明显的凹陷性水肿、活动耐力下降等。

8. 【答案】C

9. 【答案】B

10. 【答案】A

X 型（多项选择题）

1. 【答案】ABCDE

2. 【答案】ABCDE；肺部疾患所致胸痛宜取患侧卧位，以减少肺与胸壁的活动而减轻疼痛；可在呼气末用 15cm 宽胶布固定患侧胸壁，长度过中线，以减低呼吸幅度；采取局部热湿敷、冷湿敷或肋间封闭疗法止痛；遵医嘱适当使用镇痛药和镇静药。

3. 【答案】ABCD

4. 【答案】ABCE；贫血是指全身循环血液中红细胞总量减少至正常值以下。造成贫血的原因有多种：缺铁、出血、溶血、造血功能障碍等。

5. 【答案】ABCD；肝硬化腹水患者应给予低盐或无盐饮食，限制进水量 1000ml/d 左右；取半卧位，卧床休息；避免使腹内压突然剧增的因素；准确记录出入液量，每天测量并记录腹围、体重；做好腹腔穿刺、放腹水的护理。

6. 【答案】AD；溃疡病并消化道出血的患者，应卧床休息，建立静脉通路、补液；密切观察病情变化，注意判断继续出血的情况；急性大出血伴恶心、呕吐者应禁食。少量出血无呕吐者，可进温凉、清淡流质，这对消化性溃疡患者尤为重要，因进食可减少胃收缩运动并中和胃酸，促进溃疡愈合。

7. 【答案】ABC；糖尿病饮食原则为控制总热量；建立营养

素的合理结构；控制体重在理想范围；改善血糖、血脂；保持体力。

8.【答案】ABCDE

9.【答案】BDE；肥厚型心肌病可以无症状，也可以有心悸、劳力性呼吸困难、心前区闷痛、易疲劳、晕厥甚至猝死，晚期出现左心衰竭的表现。主动脉瓣狭窄主要由风湿热的后遗症、先天性主动脉瓣结构异常或老年性主动脉瓣钙化所致，患者在代偿期可无症状，瓣口重度狭窄的患者大多有倦怠、呼吸困难（劳力性或阵发性）、心绞痛、眩晕或晕厥，甚至突然死亡。预激综合征是一种较少见的心律失常，室间隔缺损属于先天性心脏病，这两者不会发生晕厥。

10.【答案】ACDE；在患者咯血停止后，要及时擦掉血污，一般采用侧卧位保证呼吸；可指导患者轻咳以除去积血；给予适量的低温流质饮食；另外要让患者保持情绪稳定，密切注意患者的呼吸运动，防止咯血再发生。

11.【答案】ABCD；休克和大出血时，因有效血容量减少而出现肾前性少尿。心功能不全时，心脏排血功能下降，血压下降，肾血流减少，进而引起肾前性少尿。急性肾炎引起肾性少尿。原发性醛固酮增多症的患者会出现多尿。

12.【答案】ABC；肾的主要功能有：排泄体内的代谢产物和进入体内的有害物质；通过尿液的生成，维持水的平衡；维持体内电解质和酸碱平衡；调节血压；促进红细胞生成。

13.【答案】ACE；甲状腺功能亢进会有怕热、多汗、多食、心慌、体重下降、消瘦、心情烦躁、容易激动、甲状腺肿大、眼球突出等表现。

二、填空题

1.【答案】单纯性二尖瓣狭窄

2.【答案】胸痛　呼吸困难

3.【答案】感染

4.【答案】吸气性呼吸困难　呼气性呼吸困难

5.【答案】急性穿孔　幽门梗阻　癌变

6.【答案】急性肾小球肾炎

7.【答案】急性心力衰竭　高血压脑病　急性肾衰竭

8.【答案】12

9.【答案】肺循环　体循环

10.【答案】立即解除呼吸道阻塞

三、判断题（正确的在括号内打√，错误的打×）

1.【答案】√

2.【答案】√

3.【答案】×

4.【答案】×

5.【答案】√

6.【答案】×

7.【答案】×

8.【答案】×

9.【答案】√

10.【答案】√

11.【答案】×

12.【答案】√

13.【答案】√

14.【答案】×

15.【答案】√

16.【答案】√

17.【答案】×

18.【答案】×

四、名词解释

1.【答案】呼吸衰竭：由于呼吸系统或其他系统疾病致使动脉血氧分压降低（PaO_2 < 60mmHg）和（或）伴有动脉血二氧化碳分压增高（$PaCO_2$ > 50mmHg）。

2.【答案】低血糖症是指血糖低于正常的临床综合征。成年人血糖低于2.8mmol/L可认为是低血糖症。

3.【答案】慢性支气管炎是指气管、支气管黏膜及其周围组织的慢性非特异性炎症，表现为咳嗽、咳痰或伴喘息，每年发病持续3个月，连续2年或以上，并排除其他心肺疾患。

4.【答案】法洛四联症是指室间隔缺损、肺动脉口狭窄、主动脉骑跨和右心室肥大4种情况并存的先天性心脏病，是成年人最常见的发绀型先天性心脏病，发病率占先天性心脏病的11%～13%，男女比例接近。

5.【答案】阻塞性肺气肿是由于吸烟、感染、大气污染等有害因素的刺激，引起终末细支气管远端的呼吸道弹性减退，过度膨胀、充气和肺容量增大，并伴有气管壁的破坏。

6.【答案】DIC即弥散性血管内凝血，是一种发生在很多疾病基础上，由致病因素激活凝血系统，导致全身微血栓形成，凝血因子被大量消耗并激发纤溶亢进，引起全身出血的综合征。

7.【答案】三凹征：严重呼吸困难时患者呈张口端坐呼吸，同时可出现三凹征，即胸骨上窝、锁骨上窝及肋间隙在吸气时明显下降形成凹陷。

五、简答题

1.【答案】急性肾炎常见的并发症如下。①高血压脑病：如有剧烈头痛甚至伴有呕吐者，应考虑并发高血压脑病的可能性，须及时测血压。若血压急剧升高，要及时报告医师，采取降压、镇静或脱水降低颅内压等措施，以防惊厥或昏迷等严重症状发生。②急性心力衰竭：高血压、尿量减少及水钠潴留，使心脏前后负荷均增加，极易发生心力衰竭，因此需要密切观察脉搏、呼吸。如果脉搏增快，呼吸困难时应考虑并发心力衰竭。③急性肾功能不全：尿少伴恶心、呕吐、呼吸深大、意识淡漠时，提示可能为尿毒症，须与医师及时联系，予以相应检查和治疗，如人工肾透析治疗等。

2.【答案】肝动脉插管栓塞术的术后护理要点为：①观察有

无发热、恶心、呕吐等症状。②防止导管脱出。③注意观察疗效。大部分患者经栓塞治疗后自觉症状减轻，肝脏缩小。④巨块型肿瘤栓塞范围超过全肝70%以上者，要防止急性肝、肾衰竭的发生。

3. **【答案】** 糖尿病患者必须在饭前30分钟注射胰岛素的原理为：因速效普通（正规）胰岛素皮下注射后30分钟开始起效，2～4小时作用最强，饭前30分钟注射，其高峰浓度恰与饭后血糖高峰浓度一致。如注射后30分钟未进食易发生低血糖反应。

4. **【答案】** 急性肾衰竭的护理要点包括：①控制入水量。少尿期应严格控制入水量，每天进水量为前9天液体排出量加500ml。若患者体重增加，表明水分摄入过多。②供给足够的热量，限制蛋白质摄入。蛋白质限制在每天20g以下，葡萄糖每天不少于150g，根据病情给予适量脂肪。若热量不足，蛋白质分解，会加重氮质血症和高血钾。③密切观察患者的尿量、尿相对密度、尿色及利尿的效果。④做好口腔、皮肤护理及导尿管的护理，保持会阴部清洁，预防尿路感染。⑤多尿期要注意脱水和低钾低钠，并及时给予补充。蛋白质可逐日加量，以利组织修复。⑥恢复期应定期复查肾功能，避免使用损害肾的药物。

5. **【答案】** 急性心肌梗死的主要症状如下。①疼痛：是最先出现的症状，疼痛部位和性质与心绞痛相同，但程度较重，持续时间较长，可达数小时或数天，休息或含用硝酸甘油片不能缓解。②全身症状：有发热、心动过速、白细胞计数增高或红细胞沉降率增快等，系由坏死物质引起。③胃肠道症状：疼痛剧烈时常伴有频繁的恶心、呕吐和上腹胀痛，与迷走神经受坏死组织刺激及心排血量降低、组织灌注不足等有关。④心律失常：见于75%～95%的患者，以室性心律失常最多见，常为心室颤动先兆。⑤低血压和休克：多在起病后数小时至1周内发生。约20%的患者发生休克。⑥心力衰竭：主要是急性左心衰竭，可在起病最初几天内发生，或在疼痛、休克好转阶段出现，发生率为32%～48%。

6. **【答案】** 心力衰竭患者的水肿主要是由于水钠潴留和静脉

淤血导致毛细血管压增高所致。水肿的特点为：水肿出现于身体的下垂部（重力性水肿）；仰卧时则以腰骶部最显著；能下床活动者，以足、踝内侧较明显；水肿为对称性、凹陷性。

第四章

外科护理学

一、选择题

A 型（最佳选择题）

1. 休克患者的神志意识变化可反映（　）
   A. 血容量的变化
   B. 外周血管阻力的变化
   C. 心排血量的变化
   D. 脑部血液灌流
   E. 组织缺氧程度
2. 败血症的含义是(　)
   A. 血内既有细菌也有细菌毒素并产生症状者
   B. 仅化验发现血液已有细菌而无症状者
   C. 由细菌毒素进入血液而引起症状者
   D. 化脓性细菌栓子进入血液并随血液播散而不断产生症状者
   E. 以上都不对
3. 破伤风最早发生强直性痉挛的肌群是(　)
   A. 咽肌
   B. 面肌
   C. 咀嚼肌
   D. 颈背肌
   E. 腹肌
4. 急性乳腺炎多发生于(　)

A. 产后哺乳期的经产妇
B. 产后哺乳期的初产妇
C. 任何哺乳期的妇女
D. 青年妇女
E. 乳房较大的产妇

5. 幽门梗阻患者术前胃肠道准备内容为(　)
A. 禁食输液
B. 术前3天每晚洗胃
C. 清洁灌肠
D. 口服肠道制菌药
E. 应用维生素K

6. 下列哪种情况无须预防性应用抗生素(　)
A. 结肠手术
B. 胃癌根治术
C. 髂内动脉瘤手术
D. 慢性阑尾炎阑尾切除术
E. 胰十二指肠切除术

7. 体外冲击波碎石最适宜于多大的结石(　)
A. >2.5cm
B. <2.5cm
C. ≥2.5cm
D. >3cm
E. <3cm

8. 处理骨折患者时，应首先掌握的原则是(　)
A. 抢救生命
B. 妥善处理伤口，并简单有效固定
C. 迅速安全转移伤员
D. 输液并输血
E. 立即将骨折端嵌入进行复位

9. 最严重的石膏综合征是(　)
A. 呼吸困难

B. 剧烈疼痛

C. 急性胃扩张

D. 寒战

E. 末梢血运差

10. 脊柱骨折最严重的并发症是(　　)

A. 脂肪栓塞

B. 骨筋膜室综合征

C. 压疮

D. 脊髓损伤

E. 周围神经损伤

11. 老年人烧伤易发生休克和急性肾衰竭，输液时应注意维持每小时尿量在(　　)

A. 20 ~ 30ml

B. 10 ~ 20ml

C. 30 ~ 40ml

D. 40 ~ 50ml

E. 50ml

12. 大面积烧伤现场急救时，下列哪种情况需要气管切开后方可转院（　　）

A. 呼吸道烧伤

B. 严重休克

C. 头部烧伤

D. 上呼吸道梗阻

E. 心搏骤停

13. 适宜包扎疗法的烧伤创面是(　　)

A. 面颈部浅度烧伤

B. 会阴部烧伤

C. 四肢浅Ⅱ度烧伤及深Ⅱ度烧伤

D. 四肢高压电接触伤

E. Ⅲ度烧伤

14. 烧伤休克的主要原因是(　　)

A. 大量红细胞丧失
B. 大量水分蒸发
C. 疼痛
D. 大量体液从血管内渗出
E. 创面感染

15. 下列哪种部位严重损伤易发生挤压综合征(　)
A. 胸部
B. 手和前臂
C. 肾区
D. 脊柱
E. 臀部和大腿

16. 中老年男性出现无痛血尿，应首先考虑（　）
A. 前列腺增生
B. 前列腺炎
C. 膀胱肿瘤
D. 膀胱炎
E. 肾结石

17. 防治烧伤休克的主要措施是(　)
A. 保暖
B. 镇痛镇静
C. 创面处理
D. 补液治疗
E. 多饮水

18. 下述哪项属于特异性感染(　)
A. 金黄色葡萄球菌感染
B. 变形杆菌感染
C. 铜绿假单胞菌感染
D. 链球菌感染
E. 假丝酵母菌病

19. 上唇痈可并发(　)
A. 面部蜂窝织炎

B. 眼睑炎
C. 口腔炎
D. 牙龈炎
E. 化脓性海绵状静脉窦炎

20. 治疗下肢急性丹毒，首选抗生素是(　)
A. 四环素
B. 红霉素
C. 庆大霉素
D. 氯霉素
E. 青霉素

21. 预防破伤风最有效、最可靠的方法是(　)
A. 彻底清创
B. 应用青霉素
C. 注射 TAT
D. 注射人体破伤风免疫球蛋白
E. 注射破伤风类毒素

22. 代谢性酸中毒时(　)
A. 呼吸浅快
B. 呼吸深大
C. 对呼吸无影响
D. 钾离子进入细胞内
E. 尿液呈碱性

23. 高血钾最常见的病因是(　)
A. 急性肾衰竭多尿期
B. 急性肠梗阻
C. 长期应用利尿药
D. 长期应用皮质激素
E. 挤压伤（严重）

24. 休克发生持续时间超过(　)小时容易继发内脏器官的损害
A. 8
B. 9

C. 10

D. 12

E. 14

25. 休克患者的体位一般应采取

A. 头低躯干抬高位

B. 头和躯干抬高 15°～20°，下肢抬高 20°～30°

C. 头和躯干抬高 20°～30°，下肢抬高 15°～20°

D. 头和躯干抬高 25°～30°，下肢抬高 20°～30°

E. 头和躯干及下肢都抬高 20°～30°

26. 休克患者尿量稳定在每小时（　）以上时，表示休克已纠正

A. 25ml

B. 30ml

C. 35ml

D. 20ml

E. 50ml

27. 休克的根本病因是(　)

A. 血压下降

B. 中心静脉压下降

C. 心排血量下降

D. 有效循环血量下降

E. 微循环障碍

28. 休克指数是指(　)

A. 脉率/收缩压

B. 脉率/舒张压

C. 脉率/脉压

D. 收缩压/脉率

E. 舒张压/脉率

29. 某患者严重创伤，血压降低，脉搏细数，面色苍白，诊断为休克。治疗时最应注意的是(　)

A. 急性肾衰竭的发生

B. 及时扩充血容量

C. 及时使用甘露醇
D. 避免使用血管收缩药
E. 药物对各脏器的毒性

30. 局部浸润麻醉选用普鲁卡因时，其常用浓度为(　)
A. 0.5%
B. 1%
C. 1.5%
D. 2%
E. 2.5%

31. 为预防局部麻醉药的毒性反应，常用的术前用药是(　)
A. 吗啡
B. 哌替啶
C. 巴比妥类药物
D. 阿托品
E. 氯霉素

32. 全身麻醉术后未清醒时最合适的体位是(　)
A. 仰卧位
B. 侧卧位
C. 半坐卧位
D. 平卧头偏一侧
E. 头低足高位

33. 应用局部浸润麻醉不妥的是(　)
A. 局部麻醉药中加入肾上腺素
B. 每次注药前应抽回血
C. 肌膜、骨膜等处应减少用药剂量
D. 不宜在感染部位应用
E. 0.5%利多卡因最大量为500mg

34. 麻醉中血压升高常见的原因不包括(　)
A. 气管内插管和拔管的刺激
B. 麻醉过浅
C. 局部麻醉药中肾上腺素过多

D. 颅内压增高

E. 过度通气

35. 下列哪项不是预防局部麻醉药中毒的措施(　)

A. 一次性用药量不超过限量

B. 避免误入血管

C. 局部麻药中加少许肾上腺素

D. 麻醉前给予适量阿托品

E. 对局部麻醉药过敏者不用该药

B 型（配伍选择题）

(1~3 题共用备选答案)

A. 尿淀粉酶升高

B. 碱性磷酸酶升高

C. 腹膜后组织积气

D. 创伤后直肠指诊套染血

E. 常可出现休克

1. 十二指肠降段破裂可引起(　)
2. 脾破裂可引起(　)
3. 胆道阻塞可引起(　)

(4~5 题共用备选答案)

A. 无痛性间歇性肉眼全程血尿

B. 终末血尿

C. 全程血尿

D. 先疼痛后血尿

E. 尿道滴血

4. 肾结核(　)
5. 前尿道损伤(　)

(6~8 题共用备选答案)

A. 肱动脉损伤

B. 桡神经损伤

C. 尺神经损伤

D. 股骨转子骨折
E. 旋骨内、外动脉损伤

6. 股骨颈骨折股骨头缺血坏死是由于(　)
7. 肱骨干中、下1/3处骨折常引起(　)
8. 伸直型肱骨髁上骨折最常引起(　)

(9～12题共用备选答案)

A. 脓液稠厚，色黄，不臭
B. 脓液稀薄，淡红色，量多
C. 脓液稠，有粪臭
D. 脓液淡绿色，有甜腥臭
E. 脓液具有恶臭

9. 铜绿假单胞菌感染(　)
10. 链球菌感染(　)
11. 金黄色葡萄球菌感染(　)
12. 大肠埃希菌感染(　)

C型选择题（比较选择题）

(1～3题共用备选答案)

A. 呕吐物为血性
B. 呕吐物为胃液和胆汁
C. 两者均是
D. 两者均否

1. 低位性小肠梗阻(　)
2. 绞窄性肠梗阻(　)
3. 急性胃肠炎(　)

X型（多项选择题）

1. 手术进行中的无菌原则有(　)
   A. 手术台边缘以下视为有菌区
   B. 切开肠腔以前应用盐水垫保护周围组织
   C. 无菌区布单被浸湿后应加盖无菌巾

D. 缝皮肤前需用碘酊、乙醇消毒

E. 手套破了用碘酊、乙醇消毒

2. 前列腺增生患者的术后护理措施主要有(　)

A. 妥善牵引固定导尿管，保持引流管通畅

B. 有血尿则应加快膀胱冲洗的速度

C. 术后 1 周内禁用肛管排气或灌肠

D. 预防压疮及保持大便通畅

E. 情况允许时尽早下床活动

3. 预防切口感染应采取的措施有(　)

A. 严格无菌操作

B. 做好术前准备，纠正贫血和低蛋白血症

C. 切口使用有效的抗生素

D. 严密止血

E. 必要时，正确地放置引流物

4. 下列属于烧伤治疗原则的是(　)

A. 保护烧伤区，防止和清除外源性污染

B. 预防和治疗低血容量性休克

C. 防治局部及全身性感染

D. 促进创面愈合，减少瘢痕形成及功能障碍

E. 防治重要器官的并发症

5. 原发性醛固醇增多症的主要临床表现有(　)

A. 高血压

B. 烦渴多尿

C. 满月脸

D. 肌无力

E. 糖尿病

二、填空题

1. 外科感染常分为________和________感染两大类。

2. 恶性肿瘤的扩散方式包括________、________、________和________4 种。

3. 胸外科手术后，安置胸膜腔闭式引流管的目的包括________及________。
4. 膀胱肿瘤主要症状为________、________、________。
5. 皮肤牵引适用于________的四肢骨折，骨牵引适宜________长骨骨折脱位。
6. 外科常见的休克有________和________。

三、判断题（正确的在括号内打√，错误的打×）

1. 非特异性感染包括疖、痈、丹毒、急性乳腺炎、脊椎结核。( )
2. 急症手术，尤其是急腹症手术，需常规灌肠。( )
3. 幽门梗阻者，术前3天每晚用300～500ml生理盐水洗胃，以减轻胃壁水肿。( )
4. 张力性气胸的紧急处理是：用大号针头自锁骨中线第2或第3肋间穿入胸膜腔内放气减压。( )
5. 肾肿瘤的主要症状为血尿、膀胱刺激征、腰部钝痛。( )
6. 膀胱肿瘤血尿严重程度与癌症大小、恶性程度常一致。( )
7. 一旦发现石膏综合征迹象，必须尽早采取措施，立即剖解过紧石膏。( )
8. 烧伤患者感创面剧痛，烦躁不安，可短期内重复使用镇静镇痛剂哌啶。( )
9. 烧伤休克期，患者口渴明显，可予饮用大量白开水。( )
10. 烧伤创面采用包扎疗法，如无湿透或感染，浅二度烧伤可在7～10天、三度烧伤可在3～4天更换第一次敷料。( )

四、名词解释

1. 脓毒血症
2. 病理性骨折
3. 气胸
4. 骨筋膜室综合征
5. 血尿

五、简答题

1. 试述绞窄性肠梗阻的临床特点。
2. 试述休克患者的观察要点。
3. 试述骨盆骨折常见的合并损伤。
4. 试述烧伤严重程度的分度。
5. 试述痔的治疗方法。

答案与解析

一、选择题

A 型（最佳选择题）

1.【答案】D；本题考察外科休克的知识点，有效循环血量锐减、组织灌注不足以及由此导致的微循环障碍、细胞代谢障碍及功能受损、重要内脏器官相继发生损害是休克共同的病理生理基础。A 项错误，尿量是反映肾灌流情况，也是判断血容量是否补足简单而有效的指标。B 项错误，患者神志的变化不能反映外周血管阻力变化情况。C 项错误，心排血量 = 心率 × 每搏心排血量，正常成年人为 4 ~ 6L/min。D 项正确，意识和精神状态可反映脑组织血液灌流情况，是反映休克的敏感指标。E 项错误，动脉血乳酸盐，正常值为 1 ~ 1.5mmol/L，反映细胞缺氧程度；胃肠黏膜内 pH，可反映组织缺血、缺氧情况。故正确答案为 D。

2.【答案】A；败血症就是机体感染了细菌，细菌进入血流之后产生毒素，毒素随着血液在全身引起机体的严重反应。败血症首先第一条件就是有菌血症，第二个条件就是细菌在机体产生毒素，从而引起一系列严重的临床表现，患者出现高热、寒战，甚至休克。A 正确；B 错在“无症状”；C 错在细菌毒素进入血液，应该是细菌进入血液产生毒素；D 完全与定义不同。故选 A。

3.【答案】C；破伤风最早发生强直性痉挛的肌群是咀嚼肌，可出现张口困难、吞咽困难等情况，继而可出现面部肌肉的强直性痉挛，表现为面部肌肉的强直性收缩，出现医学上典型的“苦笑面容”。后面可出现胸背肌的肌肉强直性痉挛性收缩，出现典型的“角弓反张”。最后可出现膈肌痉挛性收缩，会出现呼吸困难，这时就需要用呼吸机帮助呼吸，才能解决呼吸困难的问题。

4. **【答案】** B；急性乳腺炎是乳腺的急性化脓性感染，是乳腺管内和周围结缔组织炎症，多发生于产后哺乳期的初产妇，以产后 3 ~4 周最为常见，故又称产褥期乳腺炎。

5. **【答案】** B；术前 3 天每晚用 300 ~500ml 温盐水洗胃，以减轻胃壁水肿和炎症，利于术后吻合口愈合。

6. **【答案】** D；下列情况下，需要预防性应用抗生素：①涉及感染病病灶或切口接近感染区域的手术；②肠道手术；③操作时间长、创面大的手术；④开放性创伤，创面已污染或有广泛软组织损伤，创伤至实施清创的间隔时间较长；⑤癌肿手术；⑥涉及大血管的手术；⑦需要植入人工制品的手术；⑧脏器移植术。

7. **【答案】** B；体外冲击波碎石（ESWL）适合于直径小于 2. 5cm 的肾结石、输尿管结石。

8. **【答案】** A；骨折患者急救原则是第一时间进行急救，以减轻疼痛，避免并发症的发生（保护现场、镇痛、固定伤口、冷敷、输液和及时送医）。

9. **【答案】** C；石膏背心固定术的患者，由于上腹部包裹过紧，影响进食后胃纳和扩张，可导致腹痛、呕吐，呕吐物主要是胃内容物。胸部石膏包裹过紧，可出现呼吸窘迫、发绀等。

10. **【答案】** D；脊柱骨折最严重的并发症是脊髓损伤。脊髓损伤往往可导致损伤节段以下的肢体出现严重的功能障碍，特别是颈髓损伤，颈髓损伤为患者于脊柱骨折早期死亡的主要原因。脊柱骨折不仅会给患者带来身体和心理的严重伤害，还会给社会、家庭造成巨大的负担。

11. **【答案】** A；本题考查烧伤后患者的护理。监测每小时尿量是评估休克是否纠正的重要指征之一，也是调整输液速度最有效的观察指标，一般婴儿应维持在 10ml，小儿 20ml，成年人 30ml；老年人或有心血管疾病、吸入性烧伤或合并颅脑伤的伤员，尿量应维持在20～30ml/h。

12.【答案】D；上呼吸道梗阻后有可能窒息死亡，须立即行气管切开，在保持呼吸道通畅情况下再进行转院。

13.【答案】C；所有的烧伤创面治疗原则上是尽量包扎，有些包扎不了的部位，比如头面部烧伤或者会阴烧伤，这些部位不便于包扎，可以暴露治疗，故排除A、B；高压电接触伤需要进行有效的清创处理，排除D；Ⅲ度烧伤还要看烧伤部位，排除E。包扎疗法适用于污染较轻的四肢浅度烧伤，只要是躯干、四肢烧伤创面都要包扎，包扎有两个好处：一是跟外界隔离，可阻止外界细菌污染；二是包扎可起保护作用，缓解患者疼痛，较为舒适。故选C。

14.【答案】D；烧伤后引起休克最主要的原因是血容量不足。烧伤后伤处组织毛细血管通透性增加，大量血浆从血管渗出，一部分渗入到组织间隙，造成组织水肿，一部分从创面渗出到体外。如果烧伤面积较大，大量的血浆渗出使有效循环血量急剧减少，超出了机体的代偿能力，引起低血容量性休克。

15.【答案】E；挤压综合征高发部位在臀部和大腿。因为臀部和大腿上的肌肉比较丰富，如果局部产生明显的挤压，可能会引起局部肌肉损伤，易导致挤压综合征，患者可出现局部疼痛的临床症状。

16.【答案】C；在临床上，如果是中老年人突然出现无痛性血尿，首先考虑泌尿系统肿瘤。在泌尿系统肿瘤中以膀胱肿瘤最常见，其次是肾盂肿瘤。如果明确是泌尿系统肿瘤后，需要及时治疗。一般选择手术治疗，避免肿瘤发生局部及远处转移，从而失去手术的机会。

17.【答案】D；防治烧伤休克的主要措施需要及时进行补液治疗，必要时还需要静脉切开输入液体。烧伤如果比较严重，有可能会导致患者出现休克，因此应及时进行补液治疗，可以补充电解质，从而起到抗休克的作用，还需要建立静脉通道，保持补液通畅，并且还需要进行抗感染治疗。

18.【答案】E；外科感染性疾病通常按致病菌分为两类：①

非特异性感染，即化脓性或一般性感染，常见的包括疖（金黄色葡萄球菌、链球菌）、痈（金黄色葡萄球菌、链球菌）、丹毒（乙型溶血性链球菌）、急性阑尾炎（溶血性链球菌、大肠埃希菌、铜绿假单胞菌等）等；②特异性感染，常见的有结核（结核分枝杆菌）、破伤风（破伤风杆菌）、气性坏疽（梭状芽孢杆菌）、假丝酵母菌病（假丝酵母菌）等，其致病菌、病程演变和防治方法与非特异性感染不同。

19.【答案】E；上唇部痈，如果遭受到挤压，病原菌可经过内眦静脉、眼静脉（面部静脉无静脉瓣）进入颅内海绵状静脉窦，引起化脓性海绵状静脉窦炎（E 对），可有寒战、高热、头痛、呕吐、昏迷甚至死亡，病情严重，死亡率极高。面部蜂窝织炎的炎症可通过皮肤或软组织损伤后感染引起，也可通过局部化脓性感染灶直接扩散或经淋巴、血液传播引起，常见由口腔、咽喉等急性炎症引起，排除 A。大多数睑腺炎（麦粒肿）是由葡萄球菌感染引起的，其中金黄色葡萄球菌引起的感染最为常见。由睑板腺开口阻塞等因素引起的无菌性炎症，可导致继发感染，最终进展为内睑腺炎，排除 B。口腔炎分为感染性（病毒、细菌、念珠菌等）和非感染性（接触吸入过敏原导致），排除 C。牙龈炎日常生活中主要由于长期口腔卫生清洁不佳，导致牙齿和牙龈表面有牙石引起的，排除 D。面部蜂窝织炎、眼睑炎、口腔炎、牙龈炎只要处理及时均可治愈，死亡率远低于海绵状静脉窦炎，均不是由上唇部疖或痈导致的主要危险。故选 E。

20.【答案】E；丹毒一般首选青霉素治疗，在用药 2～3 天后，患者的体温通常可恢复至正常。但此时并不代表疾病已经痊愈，仍须继续遵医嘱使用青霉素治疗一段时间，以防止病情复发。如果患者存在青霉素过敏，一般建议使用红霉素等大环内酯类药物或诺氟沙星、氧氟沙星等喹诺酮类药物。

21.【答案】E；破伤风是可以预防的疾患。破伤风梭菌是厌氧菌，其生长繁殖必须有缺氧的环境。因此，创伤后早期彻底清创、改善局部循环，是预防破伤风发生的重要措施。主动免疫法是预防破伤风的最有效方法。注射破伤风类毒素可使人体产生抗体即抗毒素，从而达到免疫目的。被动免疫法适用于伤前未接受主动免疫的患者，应皮下注射破伤风抗毒素，但其作用短暂，有效期为10天左右。因此，对严重创伤，潜在厌氧菌感染威胁的患者，可在1周后追加注射一次量。患者一定要在受伤后24小时之内及时肌注破伤风抗毒素来预防感染。但是有些患者对破伤风抗毒素过敏，这时则建议及时更换成破伤风免疫球蛋白注射，来进行抗感染治疗，效果其实是一样的。但是一定要在患者受伤24小时之内进行注射，这样可以达到最佳的预防破伤风感染的效果。

22.【答案】B；代谢性酸中毒最突出的症状是呼吸加深加快，排除A、C。代谢性酸中毒时，血pH下降，K^+从细胞内逸出到细胞外，可使血钾轻度上升，但许多产生代谢性酸中毒的情况可能合并缺钾，因此血钾水平不一定都升高，排除D。临床酸中毒时机体排出酸性尿，碱中毒时排出碱性尿。然而，如果发生高钾血症，细胞外液中的钾离子进入细胞内，细胞内的氢离子移出细胞，导致代谢性酸中毒，但由于细胞内氢离子减少，肾远端小管细胞氢离子排泄减少，尿液呈碱性，故称反常碱性尿液。如果低钾血症，可引起细胞内钾离子转移到细胞外，细胞外氢离子进入细胞内，可形成异常的酸尿，一般是代谢性酸中毒，尿是酸的，排除E。故选B。

23.【答案】E；引起高血钾的常见病因有很多，比如肾排钾减少，发生在肾功能不全少尿或无尿期，急性肾衰竭少尿期或慢性肾衰竭晚期，排除A；急性肠梗阻一般不会导致高钾血症，有可能出现低钾血症，排除B；利尿药包括排钾利尿药和保钾利尿药，保钾利尿药螺内酯单独应用时可引起高血钾，排除C；长期应用皮质激素不会造成高血钾，大量使用时反而引起钾离子大量流失，造成低钾血症，排除D。严重挤压伤是外科引起高血钾的常见原因，挤压伤引起细胞破裂细胞内钾离子溢出进入血液引起血钾升高，因为在人体的细胞内含有大量的钾离子，当身体受到严重挤压而受到损害时，挤压部位的细胞就会受到损伤坏死，钾离子从细胞内转移到细胞外，从而导致高钾血症。故选E。

24.【答案】C；休克发生时人体的有效循环血量锐减，引起内脏器官缺血、缺氧发生组织细胞变性、坏死，出现内脏器官功能衰竭。一般认为休克持续时间超过10小时，容易发生内脏器官损害，易累及器官为肾、肝、胃肠道、肺、脑、心等。心、肺、肾的功能衰竭是休克死亡的三大原因。

25.【答案】C；休克患者采取平卧位或者是中凹位，中凹位即头部和躯干抬高20°~30°，下肢抬高15°~20°的体位。休克体位可以增加回心血量，防止脑水肿的发生，而且还有利于呼吸通畅。平卧位和中凹位可以交替使用。故选C。

26.【答案】B；休克患者的尿量在达到每小时30ml时表示休克症状好转。尿量是反映肾灌注的重要指标，同时也可反映其他器官的灌注情况，并根据尿量的情况进行补液。所以休克患者的治疗关键是恢复组织灌注，改善循环，保证重要器官的血液循环。休克经过治疗后，有效的指标包括：①肢体皮肤回暖，发绀消失，神志好转；②收缩压大于90mmHg，心率小于100次/分；③尿量大于30ml/h。对于所有休克患者，液体复苏的目的是确保组织器官恢复血液循环。

27.【答案】D；休克的根本原因是机体有效循环血量减少。由于组织灌注不足引起代谢和细胞受损，患者出现微循环灌流不足，机体会出现代谢紊乱和组织器官功能障碍。患者由于血液循环障碍会出现重要脏器的功能障碍，尤其是心、肝、肾、脑等表现比较明显，出现面色苍白、周身乏力、呼吸急促、心跳加速、血压下降、嗜睡昏迷等表现。

28.【答案】A；休克指数的计算公式，常用脉率除以收缩压来表示，可以帮助判断休克的有无及轻重的程度。指数为0.5时，多提示没有休克的存在；指数1.0~1.5时，提示有休克的存在；指数大于2.0时，则提示存在严重的休克。

29.【答案】B；休克的五大治疗原则为：①扩容，休克的其中一个特点就是循环血量不足，所以治疗休克的核心就是及时补充血容量。在扩容的过程中，需要选取两处静脉，一处静脉保证扩容的需要，另一处静脉保证药物能够及时输入体内。②积极处理原发疾病。③纠正酸碱平衡失调。④应用血管活性药物。⑤保证组织的供氧量，患者应及时吸氧缓解缺氧情况，部分患者需要气管插管处理。

30.【答案】A；普鲁卡因用于局部麻醉时常用浓度为0.5%。

31.【答案】C；临床上能够预防局麻药中毒的术前用药一般是苯巴比妥钠制剂。苯巴比妥钠制剂为镇静催眠药、抗惊厥药，可以预防局部麻醉药物中毒。

32.【答案】D；全麻术后最常见的不良反应为呕吐，呕吐的危险性在于引起误吸，造成呼吸道梗阻，甚至窒息，或麻醉后肺部并发症。为防止这一意外事故的发生，对全麻术后未清醒的患者，宜采取去枕平卧，头转向一侧，这种体位既有利于呕吐物流出，避免误吸，也不影响患者的血压和呼吸。

33.【答案】C；肌膜、骨膜等处应自浅入深进针，分层注射局麻药，逐层阻滞组织中的神经末梢。

34.【答案】E；麻醉中血压升高常见原因包括气管插管和拔管的刺激，麻醉过浅，原发病变如原发性高血压和颅内压增高等，药物如氯胺酮的应用。

35.【答案】D；预防局麻药中毒的措施为一次用药量不超过限量，避免误入血管，局麻药中加少许肾上腺素，对局麻药过敏者不用该药。

B型（配伍选择题）

1.【答案】C

2.【答案】E

3.【答案】B

4.【答案】B

5.【答案】E

6.【答案】E

7.【答案】B

8.【答案】A

9.【答案】D

10. 【答案】B

11. 【答案】A

12. 【答案】C

C 型选择题（比较选择题）

1. 【答案】D；低位性肠梗阻是指小肠和结肠的梗阻，因为有回盲瓣的作用，肠内容物只能从小肠进入结肠，不能反流。低位性肠梗阻患者呕吐出现的比较晚，起初为胃内容物，后期为胆汁样液体，后为具有臭味的棕黄色肠液。此外，低位性小肠梗阻的呕吐物为发酵腐败呈粪样的肠内容物，所以呕吐物带有粪臭味。

2. 【答案】A；绞窄性肠梗阻典型临床表现，包括腹痛、呕吐、腹胀和停止排气排便等。呕吐物呈棕褐色或血性。

3. 【答案】B；恶心、呕吐是急性胃肠炎常见症状之一，呕吐物为食物残渣、黄绿色的胆汁或咖啡渣样物。

X 型（多项选择题）

1. 【答案】ABC；缝皮肤前无需用碘酊、乙醇消毒，要清点器械、敷料等，D 错；手套破了应立刻更换无菌手套，E 错。故选 ABC。

2. 【答案】ABCD；前列腺手术可以下床的时间要根据病情和手术的情况来定，一般需要 3 ~ 7 天，具体可以下床的时间要因人而异。若患者是前列腺增生，并且微创手术，术后创伤较小，愈合也比较快，大概在术后 3 天就可以下床。建议在下床活动时要根据自身情况，切不可强行活动，以免影响伤口愈合。E 错，故选 ABCD。

3. 【答案】ABDE；为避免伤口感染，可以预防性地使用抗生素，静脉滴注使用。C 错，故选 ABDE。

4. 【答案】ABCDE；①抢救原则：采取积极的抢救措施，并根据伤情不断调整，以免延误最佳治疗时机。②及时原则：要尽快将烧伤组织处理完毕，及时防止感染和凝固，保证烧伤患者的生命安全和病情稳定。③综合原则：根据烧伤患者的具体情况，综合考虑伤情、患者的年龄和体能消耗、季节、地理环境等因素，制订最佳的治疗方案。④完整原则：尽量使烧伤组织保持完整，避免进行残留性清创。⑤防止原则：加强对烧伤患者的监测，及早发现并预防烧伤并发症的发生。⑥护理原则：烧伤患者应特别注意饮食、睡眠、运动等，并及时进行护理，保持皮肤清洁，防止病情恶化。故选 ABCDE。

5.【答案】ABD；原发性醛固醇增多症称原醛症，主要是由于肾上腺皮质球状带分泌过量的醛固酮所致，典型的表现为高血压、低血钾、高血钠、低血肾素、烦渴多尿多饮（以夜尿增多为主）、碱中毒及肌无力或周期性瘫痪，ABD 正确。

二、填空题

1.【答案】非特异性　特异性

2.【答案】直接浸润　淋巴转移　血行转移　种植转移

3.【答案】排出积液和气体　促进肺复张

4.【答案】血尿　膀胱刺激征　肿块

5.【答案】儿童和老年人　青壮年

6.【答案】低血容量性休克　感染性休克

三、判断题（正确的在括号内打√，错误的打×）

1.【答案】×

2.【答案】×

3.【答案】√

4.【答案】×

5.【答案】×

6.【答案】×

7.【答案】√

8.【答案】×

9.【答案】×

10.【答案】√

四、名词解释

1. 【答案】脓毒血症是指化脓性病灶的细菌栓子间歇进入血液循环，并带至身体其他部位发生转移性脓肿。

2. 【答案】骨骼发生病变时，如骨质疏松、骨髓炎、骨肿瘤及骨结核等导致骨质破坏，受外力时发生的骨折，称为病理性骨折。

3. 【答案】胸膜腔内积气称为气胸。

4. 【答案】骨筋膜室综合征：由于骨折的血肿和组织水肿，使其室内容物体积增加或包扎过紧，局部压迫使筋膜室容积过小，导致骨筋膜室内压力增高所致。

5. 【答案】包括镜下血尿和肉眼血尿。尿色正常，将尿液离心沉淀后，在显微镜下每高倍视野有 3 个以上红细胞为镜下血尿。尿呈洗肉水色或血色，为肉眼血尿。

五、简答题

1. 【答案】绞窄性肠梗阻的临床特点如下。①腹痛：由阵发性疼痛转为持续性疼痛，或持续性疼痛伴阵发性加重。②呕吐：持续而剧烈，呕吐物中可含有血性液体。③出现腹膜刺激征。④体温升高，脉搏加快，白细胞计数增高。⑤出现休克征象。⑥腹胀不对称，腹部扪及压痛性包块。⑦肛门排出或腹穿抽出血性液体。⑧经胃肠减压，腹胀减轻，但腹痛无明显好转；经输液治疗后，缺水、血浓缩现象改善不明显。

2. 【答案】休克患者观察的要点如下。①意识和表情：反映脑组织灌流的情况。②皮肤色泽、温度、湿度：反映体表灌流的情况。③尿量：反映肾及其他组织器官血液灌流情况。④血压及脉压差。⑤脉搏：休克时脉率加快，脉快而细弱表示休克加重。⑥呼吸：呼吸增速、变浅、不规则。呼吸增至 30 次/分以上或降至 8 次/分以下，均表示病情加重。

3. 【答案】骨盆骨折常见的合并损伤如下。①尿道损伤：耻骨及坐骨骨折移位时，会阴部的内侧韧带可撕裂和移位，造成尿道完全或部分撕裂。骨折片亦可直接刺伤尿道。②膀胱破裂：当膀胱充盈时或骨折片直接刺伤膀胱而发生，损伤裂口常较大，尿液流向腹膜腔，引起尿外渗及腹膜炎。③腹膜后血肿：骨盆腔内血管丰富，骨折可引起骨盆内广泛出血，出现休克。④神经损伤：骨盆骨折可伤及腰神经及坐骨神经丛。⑤直肠损伤：见于严重骨盆骨折时，伴有肛门流血、下腹痛或里急后重时，应想到直肠损伤。指诊直肠有触痛，手指有血迹，有时可摸到直肠裂口。

4. **【答案】**烧伤严重程度的分度为：

（1）轻度烧伤：总面积在9%以下的Ⅱ度烧伤。

（2）中度烧伤：总面积10%～29%或Ⅲ度烧伤面积在10%以下的。

（3）重度烧伤：总面积30%～49%或Ⅲ度烧伤面积在10%～19%，或总面积虽不足上述百分比，但有下列情况之一者。①伴有休克等并发症；②有较严重的复合伤或合并伤（严重创伤、化学中毒以及冲击伤等）；③中、重度吸入性损伤。

（4）特重度烧伤：总面积在50%以上，或Ⅲ度烧伤面积在20%以上，或已有严重并发症。

5. **【答案】**痔的治疗方法如下。①注射疗法：常用5%鱼肝油酸钠；②红外线凝固疗法：适用于Ⅰ、Ⅱ期内痔。③胶圈套扎疗法：可治疗Ⅰ、Ⅱ、Ⅲ期内痔。

第五章

妇产科护理学

一、选择题

A 型（最佳选择题）

1. 我国围生期的定义是( )
   A. 胎龄满 28 周到出生后 28 足天
   B. 胎龄满 28 周（体重≥1000g）到出生后 7 足天
   C. 胎龄满 20 周到出生后 28 足天
   D. 胎龄满 20 周（体重≥1000g）到出生后 7 足天
   E. 胎龄满 28 周（体重 >1000g）到出生后脐带结扎
2. 子痫患者最主要的死亡原因是( )
   A. 脑水肿
   B. 脑出血
   C. 肾衰竭
   D. 急性重型肝炎
   E. 循环衰竭
3. 有下列哪项情况者暂不宜上避孕环( )
   A. 月经后 3 ~7 天
   B. 顺产 3 个月后
   C. 剖宫产后 6 个月
   D. 人工流产后立即
   E. 引产后立即
4. 关于妇女一生各阶段的生理特点，错误的是( )

A. 有些新生儿可出现少量阴道流血或乳房肿大
B. 幼年期儿童身体持续发育而生殖器仍为幼稚型
C. 月经初潮标志青春期的开始
D. 围绝经期一般历时 3 年
E. 60 岁以后卵巢功能衰退、老化，称为老年期

5. 下列哪种胎位分娩最困难(　)
A. 右枕前位
B. 右枕后位
C. 左骶后位
D. 左骶前位
E. 颏后位

6. 决定分娩的因素为(　)
A. 产力、产道、胎儿
B. 子宫肌肉收缩、规律性、对称性、缩复作用
C. 第一产程、第二产程、第三产程
D. 潜伏期、活跃期、分娩期
E. 产妇一般情况、骨盆大小、胎儿大小

7. 保护会阴的要点是(　)
A. 用手掌鱼际顶住会阴部
B. 按分娩机制及时协助胎头俯屈和仰伸
C. 指导产妇适时放松或加强腹压
D. 在阵缩间歇期娩出
E. 胎头娩出后仍不能放松保护

8. 下列哪项是分娩的主要力量(　)
A. 子宫收缩力
B. 腹肌收缩力
C. 肛提肌收缩力
D. 圆韧带的收缩力
E. 四肢骨骼肌收缩力

9. 关于孕妇灌肠禁忌证的描述，错误的是(　)
A. 阴道出血，胎膜破裂，先露未衔接

B. 臀先露、肩先露

C. 估计 1 小时内结束分娩

D. 枕横位及枕后位

E. 严重妊娠中毒症及心脏病

10. 高危妊娠是指(　　)

A. 对孕妇有较高危险性的妊娠

B. 对孕妇、胎儿有较高危险性的妊娠

C. 对新生儿有较高危险性的妊娠

D. 对胎儿有较高危险性的妊娠

E. 对孕妇、胎儿和新生儿有较高危险性的妊娠

11. 母乳喂养中，下列哪项方法不正确(　　)

A. 早吸吮

B. 按需哺乳

C. 哺乳时，母亲以示指和中指夹持乳头给婴儿吸吮

D. 哺乳毕，将婴儿直抱并轻拍其背部

E. 乳母患有急性传染病时不应哺乳

12. 下列哪项是卵巢肿瘤最常见的并发症(　　)

A. 蒂扭转

B. 破裂

C. 感染

D. 恶变

E. 腹膜炎

13. 关于急性肾炎治疗的描述，错误的(　　)

A. 青霉素为其特异性治疗

B. 急性期 1 ~2 周内宜卧床休息

C. 要注意防止急性期严重症状的发生

D. 对症治疗

E. 保护肾功能

B 型（配伍选择题）

（1～2 题共用备选答案）

A. 滴虫性阴道炎
B. 真菌性阴道炎
C. 老年性阴道炎
D. 幼年性阴道炎
E. 阿米巴阴道炎

1. 豆渣样白带为（　）
2. 泡沫样白带为（　）

（3～6 题共用备选答案）

A. 吸宫不全
B. 人工流产综合征
C. 子宫穿孔
D. 空气栓塞
E. 吸宫不全并感染

3. 吸宫术后持续阴道出血、发热、下腹痛为（　）
4. 吸宫术中患者突然面色苍白、出汗、胸闷、心动过缓、心律失常、血压下降为（　）
5. 吸宫术后流血超过 10 天，血量多为（　）
6. 吸宫术中患者突然下腹剧烈的牵扯痛伴血压下降、脉搏增快为（　）

（7～8 题共用备选答案）

A. 胎龄 <37 周
B. 胎龄 37～42 周
C. 胎龄 >42 周
D. 胎龄 <36 周
E. 胎龄 38～43 周

7. 足月儿（　）
8. 早产儿（　）

(9~10题共用备选答案)

A. 肺炎链球菌

B. 金黄色葡萄球菌

C. 腺病毒

D. 呼吸道合胞病毒

E. 肺炎支原体

9. 细菌性肺炎最常见的病原菌是(　)

10. 毛细支气管炎的主要病原体是(　)

(11~13题共用备选答案)

A. 经淋巴传播

B. 经血液循环传播

C. 经生殖器黏膜传播

D. 直接蔓延

E. 种植传播

11. 淋病奈瑟菌感染是(　)

12. 结核分枝杆菌感染是(　)

13. β溶血性链球菌感染是(　)

C型（比较选择题）

(1~2题共用备选答案)

A. 孕激素试验（－）

B. 雌激素试验（－）

C. 两者均有

D. 两者均无

1. 子宫性闭经（　）

2. 卵巢性闭经(　)

(3~5题共用备选答案)

A. 心尖部2级收缩期杂音

B. 踝部凹陷性水肿

C. 两者均有

D. 两者均无

3. 妊娠合并风湿性心脏病、早期心力衰期表现为(　)
4. 正常妊娠表现为(　)
5. 难免流产表现为(　)

X 型题（多项选择题）

1. 下列哪些情况禁止使用硫酸镁(　)
   A. 呼吸 <16 次/分
   B. 膝反射消失
   C. 尿量 <600ml/d
   D. 心率 >110 次/分
   E. 血压 <90/68mmHg
2. 母乳喂养的好处包括（　）
   A. 方便、经济、营养丰富
   B. 产后早期哺乳，可刺激子宫收缩引起出血
   C. 含有丰富的抗感染物质
   D. 含钙、磷比例适当，但难以吸收
   E. 可增加母子感情
3. 妊娠期高血压疾病的主要临床表现是(　)
   A. 水、电解质代谢失调
   B. 高血压
   C. 阴道出血
   D. 水肿
   E. 蛋白尿
4. 决定产妇分娩的主要因素包括(　)
   A. 产力
   B. 精神因素
   C. 产道
   D. 产程
   E. 胎儿
5. 产后出血的主要原因有(　)
   A. 子宫收缩乏力

B. 凝血功能障碍
C. 软产道损伤
D. 内分泌改变
E. 胎盘滞留

6. 妊娠期肝脏负荷加重，体现在(　　)
A. 妊娠期营养需要增加
B. 母体基础代谢增高
C. 胎儿的代谢产物经母体排泄
D. 妊娠期雌激素分泌增加
E. 妊娠期血容量增加

7. 孕妇应禁用或慎用的药物包括(　　)
A. 烷化剂
B. 肾上腺皮质激素
C. 华法林
D. 己烯雌酚
E. 硫氧嘧啶

8. 关于正常产褥的描述，错误的是(　　)
A. 出汗量多，睡眠和初醒时更为明显
B. 产后7天腹部检查不易摸到子宫底
C. 子宫复旧主要是子宫肌细胞数减少和体积缩小
D. 浆液性恶露含细菌，不带红色
E. 一般在产后24小时内体温轻度升高，不超过38℃

9. 慢性宫颈炎的治疗，下列哪些措施正确(　　)
A. 局部上药
B. 全身大量抗生素治疗
C. 微波疗法
D. 激光治疗
E. Leep刀治疗

二、填空题

1. 卵巢囊肿的并发症有________、________、________和

________。

2. 5 种法定的性病是________、________、________、________及________。

3. 心脏病孕妇最危险的 3 个时期是：________、________及________。

4. 难产的原因有________、________、________。

5. 计划生育的具体内容包括________、________、________及________。

6. 妊娠晚期常见的出血性疾病有________、________。

7. 胎儿附属物包括________、________、________和________。

8. 决定分娩的四因素是________、________、________和________。

9. 习惯性流产是指自然流产连续发生________次以上者。

三、判断题（正确的在括号内打√，错误的打×）

1. 自然流产最常见的原因为环境因素。（　）
2. 为预防乙型病毒性肝炎在围生期的传播，患有乙型病毒性肝炎的妇女应加强营养，必须避孕；在肝炎痊愈后至少半年，最好1 年后再怀孕。（　）
3. 胎儿娩出后 24 小时内，阴道流血超过 500ml 者称为产后流血。（　）
4. 卵巢肿瘤并发症有蒂扭转、破裂、感染、恶变。（　）
5. 开奶前喂食对母乳喂养的影响是产生乳头错觉，减低对母乳的渴求，产生超敏反应，母亲对自己有奶缺乏信心。（　）
6. 生殖器疱疹和尖锐湿疣属法定性病。（　）
7. 年龄 50 岁以上，肥胖、高血压、糖尿病、绝经晚等因素均为子宫内膜癌的高危因素。（　）
8. 外阴白色病变伴有溃疡者，需注意癌变。（　）
9. 难产是指总产程超过 12 小时者。（　）
10. 我国自然流产的发生率为 10% ~15%。（　）
11. 子宫脱垂的主要原因为卵巢功能衰退，缺乏雌激素，导致肌

肉筋膜及韧带张力减退。(　)
12. 妇科病普查应每1~2年1次，以普查生殖道癌为重点。(　)
13. 宫颈炎的主要临床表现为接触性出血。(　)
14. 母乳不足的原因是婴儿含接姿势不正确，没有把大部分乳头、乳晕含入婴儿口中。(　)
15. 早吸吮是生后20分钟以内开始吸吮母亲乳房。(　)
16. 凡妊娠期有某种高危因素危害孕妇健康者称为高危妊娠。(　)
17. 婴儿睡觉后应待其醒后再哺乳。(　)
18. 母亲患有严重疾病如精神病、子痫时，婴儿可适当添加补充食物。(　)
19. 母乳不足最常见的原因是乳腺炎。(　)
20. 我国沿用的“流产”的定义是：凡妊娠不足28周，胎儿体重不足1000 g而终止妊娠者。(　)

四、名词解释

1. 胎先露
2. 早产儿
3. 羊水过多
4. 葡萄胎
5. 恶露
6. 先兆流产
7. 围生期
8. 低体重新生儿
9. 滞产

五、简答题

1. 试述妊娠对心脏病患者的影响。
2. 试述正常妊娠期有多少天，如何测定预产期。
3. 试述宫颈癌最早出现的症状及其诊断方法。
4. 试述10种孕妇应禁用或慎用的药物及其危害性。

5. 试述妇女保健的主要任务。
6. 试述羊水在妊娠期和分娩期有何作用。
7. 试述子宫肌瘤的种类及其临床表现。
8. 试述母乳喂养的好处。
9. 试述妇女测量基础体温的目的。
10. 试述淋病的传染途径。

答案与解析

一、选择题

A 型（最佳选择题）

1. 【答案】B；围生期是指胎龄满 28 周（体重≥1000g）到出生后 7 足天。

2. 【答案】B；子痫患者抽搐发作，或伴昏迷。更严重者脑出血致死亡。

3. 【答案】E；引产后子宫未回复正常大小，立即上避孕环不仅易导致感染，还易造成子宫收缩不良。

4. 【答案】D；更年期又称围绝经期，包括月经前后的一段时间，一般始于 40 岁，历时 10～20 年。

5. 【答案】E；颏后位可发生梗阻性难产，处理不及时，可致子宫破裂。

6. 【答案】A；影响分娩的四个因素包括产力、产道、胎儿及产妇的精神心理因素。

7. 【答案】A；保护会阴，协助娩出胎头：传统保护会阴的方法是当胎头拨露使阴唇后联合紧张时，开始保护会阴。在会阴部盖消毒巾，接产者右肘支在产床上，右手拇指与其余四指分开，利用手掌大鱼际肌顶住会阴部。

8. 【答案】A；子宫收缩力是临产后的主要产力，贯穿于整个分娩过程中。

9. 【答案】D；孕妇灌肠禁忌证：①胎膜已破；②胎头未入

盆或胎位异常；③胎儿窘迫；④有阴道流血史；⑤曾有剖宫产史；⑥中度或以上妊高征及血压偏高者；⑦内科并发症，如心脏病、腹泻、高热等；⑧经产妇宫口扩张 > 3cm，初产妇宫口扩张 5 ~ 6cm，胎头较低及可能在短时内分娩者；⑨先兆早产；⑩会阴陈旧性Ⅲ度撕裂者。手法旋转和中药保留灌肠相结合，对纠正持续性枕横位及枕后位有很大效果。故选 D。

10. 【答案】E；高危妊娠是指妊娠期有个人或社会不良因素及有某种并发症或合并症等可能危害孕妇、胎儿及新生儿或者导致难产者。

11. 【答案】C；哺乳时，拇指和其余四指分别放在乳房上、下方，手掌托住乳房将整个乳头和大部分乳晕置入婴儿口中。

12. 【答案】A；卵巢肿瘤常见并发症包括蒂扭转、破裂、感染和恶变。其中蒂扭转是最常见的并发症。

13. 【答案】A；对于急性肾炎目前一般主张在病灶细菌培养阳性时，给予积极的抗生素治疗，有预防病菌传播的作用。对仍有咽部、皮肤感染灶者应给予青霉素或其他敏感药物治疗 7 ~ 10 天，但青霉素并非其特异性治疗。

B 型（配伍选择题）

1. 【答案】A
2. 【答案】B
3. 【答案】E
4. 【答案】B
5. 【答案】A
6. 【答案】C
7. 【答案】B
8. 【答案】A
9. 【答案】A
10. 【答案】D
11. 【答案】C
12. 【答案】B
13. 【答案】A

C型（比较选择题）

1.【答案】A；孕激素试验：目的是评估内源性雌激素和子宫内膜反应性，以鉴别子宫性闭经和卵巢性闭经。孕酮20mg/d肌注共3～5天。停药观察撤退性出血情况，有撤血者为阳性，说明有内源性雌激素分泌且子宫内膜反应性良好，并能排除妊娠和子宫性闭经。无撤血者为阴性，说明内膜反应不良或内源性雌激素分泌不足以使内膜增生，故应在排除妊娠后做雌激素试验。

2.【答案】C；雌激素试验：目的是检查子宫内膜反应性，以鉴别子宫性闭经和卵巢性闭经。己烯雌酚1mg/d连服20天，或肌注苯甲酸雌二醇1mg，隔日1次共10次，停药观察撤血情况可用孕酮撤血。有撤血者试验阳性，说明缺乏内源性雌激素分泌而子宫内膜反应良好，可排除子宫性闭经和妊娠，说明闭经在卵巢水平上。无撤血者试验阴性，说明为子宫性闭经。

3.【答案】A；妊娠合并风湿性心脏病、早期心力衰期表现：①轻微活动后胸闷、气短；②休息时心率>110次/分；③夜间憋醒，需要坐起呼吸；④肺底少量持续湿啰音。风湿性心脏病最常累及二尖瓣，心界扩大，心尖部2级以上高调收缩期杂音。故选A。

4.【答案】B；正常孕妇怀孕中后期，由于胎儿增长，子宫增大，会压迫到静脉，造成静脉回流受阻，会出现有下肢水肿的现象。故选B。

5.【答案】D；难免流产表现为阴道出血量增多；阵发性下腹部疼痛或腰痛越来越剧烈。故选D。

X型题（多项选择题）

1.【答案】ABC；硫酸镁禁忌证：①低血压、呼吸抑制者禁用；②尿量<100ml/4h者禁用；③呼吸<16次/分、膝腱反射消失者禁用；④有心肌损害、心脏传导阻滞者禁用本品注射液；⑤肠道出血患者禁用本品导泻；⑥急腹症患者禁用本品导泻；⑦经期及妊娠期妇女禁用本品导泻；⑧哺乳期妇女禁用。

2.【答案】ACE；①对产妇的益处：母乳喂养能够促进子宫收缩、减少产后并发症如子宫出血等；可以推迟月经来潮，从而抑制排卵，起到避孕的作用；能够有效地消耗怀孕时累积的脂肪，使产妇的身材得到恢复；还能够降低乳腺癌和卵巢癌等的发生率。②对新生儿的益处：母乳中含丰富的优质蛋白、碳水化合物、不饱和脂肪酸等，有利于新生儿的消化和吸收；母乳中含多种抗体如SIgA、IgG和IgM，能够增强新生儿的抵抗力，减少皮肤感染、腹泻等疾病。除上述好处外，母乳喂养较方便，省时、省力且经济，有利于新生儿心理的发展，还能够增进母子之间的感情。

3.【答案】BDE；妊娠高血压主要表现为高血压、蛋白尿、水肿，严重时出现抽搐、昏迷，甚至母婴死亡。妊娠高血压综合征简称妊高征，是妊娠期所特有的疾病。

4.【答案】ABCE；影响分娩的四个因素包括产力、产道、胎儿及产妇的精神心理因素。

5.【答案】ABCE；产后出血是一种严重威胁孕产妇生命的分娩并发症，主要原因有子宫收缩乏力、胎盘因素、软产道裂伤及凝血功能障碍，其中以子宫收缩乏力最为常见。这些原因往往并不是独立存在，而是可以共同存在、相互影响或者互为因果。

6.【答案】ABCD；妊娠期肝脏负荷加重主要体现在：①需要的营养物质增多；②代谢率增高；③肝脏排出代谢产物增多：肝脏除了要负责代谢母体产物外，还要负责代谢胎儿所产生的物质，并且随着妊娠发展，胎儿产物越来越多，肝脏负担越来越重；④肝脏血流加大：妊娠期间，为了满足胎儿的生长需要，大部分血液和营养物质主要流向胎儿，供给肝脏的营养物质并没有按照相应的比例增多，所以相对于日常肝脏负荷会加重；⑤肝脏代谢激素增加：妊娠期间，雌、孕激素的分泌量相较平时有所增加，这些激素的代谢场所主要是肝脏，所以妊娠期间肝脏负荷会加重。

7.【答案】ABCDE；抗肿瘤药物：烷化剂（环磷酰胺、自消安、氯芥等）和抗代谢剂（氨甲蝶呤、氟尿嘧啶等），均可引起流产、死胎或胎儿畸形。肾上腺皮质激素可引起腭裂畸形。双香豆素及华法林可引起胎儿死亡和脑出血。己烯雌酚可致女婴生殖道异常，阴道癌；甲睾酮，女胎男性化，半阴阳人。硫氧嘧啶或他巴唑可抑制胎儿甲状腺素的合成，造成新生儿甲状腺功能减退。以上药物孕妇均禁用或慎用，故选 ABCDE。

8. 【答案】BCD；一般至产后 10～12 天，腹部检查即摸不到子宫底。浆液性恶露含少量血液，色淡红，内含细菌。子宫复旧主要是宫体逐渐缩小，表现为宫体肌纤维缩复和子宫内膜再生及子宫颈关闭。

9. 【答案】ACDE；慢性宫颈炎患者无症状时不需要特殊治疗，有症状的患者可以根据情况选择阴道冲洗、宫颈局部上药、宫颈激光、冷冻、微波等多种治疗方法。根据情况使用抗生素，不可全身大剂量使用。

二、填空题

1. 【答案】蒂扭转　破裂　感染　恶变

2. 【答案】梅毒　淋病　软下疳　性病性淋巴肉芽肿　腹股沟肉芽肿

3. 【答案】妊娠 32～34 周　分娩第二产程　产后 24 小时

4. 【答案】产力异常　产道异常　胎儿异常

5. 【答案】晚婚　晚育　节育　提高人口素质

6. 【答案】前置胎盘　胎盘早剥

7. 【答案】胎膜　羊水　胎盘　脐带

8. 【答案】产力　产道　胎儿　产妇的精神因素

9. 【答案】3

三、判断题（正确的在括号内打√，错误的打×）

1. 【答案】×

2. 【答案】×

3. 【答案】×

4. 【答案】×

5. 【答案】×

6. 【答案】×

7. 【答案】√
8. 【答案】√
9. 【答案】×
10. 【答案】√
11. 【答案】×
12. 【答案】√
13. 【答案】×
14. 【答案】×
15. 【答案】×
16. 【答案】×
17. 【答案】×
18. 【答案】√
19. 【答案】×
20. 【答案】√

四、名词解释

1. 【答案】最先进入骨盆入口的胎儿部分称为胎先露。

2. 【答案】早产儿是指出生时胎龄达到 28 周，但未满 37 周，体重在 1000 ~2500g 以下的活婴。

3. 【答案】羊水过多：足月妊娠时羊水量达到或超过 2000ml 者。

4. 【答案】葡萄胎是一种滋养细胞的良性病变。胎盘的绒毛形成大小不等的水泡，由细蒂相连成串，形如葡萄，故名葡萄胎，又称水泡状胎块。

5. 【答案】产后经阴道排出的含有血液、坏死蜕膜组织、黏液等的血性液体称为恶露。

6. 【答案】先兆流产是指妊娠 28 周以前出现阴道流血或下腹痛，子宫颈口未开，妊娠产物尚未排出，有希望继续妊娠者。

7. 【答案】胎龄满 28 周至出生后足 7 天（出生后 7 足天）称为围生期。

8. 【答案】低体重新生儿是指出生后 1 小时内体重在 2500g

以下者。

9.【答案】总产程超过 24 小时称为滞产。

五、简答题

1.【答案】妊娠对心脏病患者的影响如下：妊娠时由于子宫血管网的扩大及胎盘血液循环的建立，使循环血量增加，心脏负担加重，心跳加速；妊娠 32～36 周，心脏每搏量可增加 30%，以后持续此水平直至分娩；同时因心脏扩大，膈肌上升，心脏被推向上向左移位。所以妊娠往往使心脏病患者病情加重。

2.【答案】妊娠的月份以 4 周为 1 个月，共 10 个月，即 280 天左右。预产期月份预算为末次月经的月份减 3 或加 9。预产期日期预算为末次月经第 1 天的日期加上 7。

3.【答案】宫颈癌最早出现的症状为接触性出血或绝经后间断性出血。其早期诊断方法如下。①子宫颈刮片细胞学检查：是发现子宫颈前期病变和早期宫颈癌的主要方法，但取材部位必须正确，避免假阴性。②碘试验：正常子宫颈或阴道上皮含有糖原，可被碘液染为棕色。在不着色区进行活组织检查既可提高宫颈癌诊断率，又可了解癌肿蔓延范围。③阴道镜检查。④子宫颈和子宫颈管活体组织检查。

4.【答案】孕妇禁用和慎用的药物包括：

（1）沙利度胺（反应停）：可引起无肢症、短肢畸形、无耳症、无眼症、缺肾、肛门闭锁及心脏畸形。

（2）抗肿瘤药：烷化剂、抗代谢药、抗肿瘤、抗生素等均可引起流产、死胎或胎儿畸形。

（3）己烯雌酚：可致阴道腺病或生殖器先天畸形。

（4）雄激素：可引起女性胎儿男性化，如阴蒂肥大及阴唇融合等。

（5）肾上腺皮质激素：可引起腭裂畸形。

（6）四环素：对钙盐有亲和力，可抑制骨骼生长，导致乳齿黄染。

（7）链霉素：可引起新生儿听力障碍。

（8）氯霉素：可引起新生儿“灰婴综合征”，并抑制新生儿造血功能。

（9）硫氧嘧啶或他巴唑：抑制胎儿甲状腺素的合成，使新生儿甲状腺功能减退。

（10）双香豆素和华法林：可引起胎儿死亡和脑出血。

5. 【答案】妇女保健的主要任务是：

（1）提高产科质量：普及科学接生，开展围生期保健，加强高危妊娠及胎儿生长发育的监测，开展妇女保健咨询。

（2）定期进行妇科病普查：一般应每 1 ~ 2 年普查 1 次，以普查生殖道癌为重点。

（3）做好妇女各期保健工作：包括青春期保健、婚姻保健、妊娠期保健、产时保健、产褥期保健及哺乳期保健。

（4）做好妇女劳动保护：包括适当减轻负荷量，执行产假制度，建立工厂女工卫生室；妊娠晚期、哺乳期免夜班；妊娠期调轻不调重等。

6. 【答案】（1）羊水在妊娠期的作用：羊水可保护胎儿，有利于胎儿活动，保持宫腔的恒温与恒压，避免母体与胎儿之间的直接压迫。通过羊水可检查胎儿的成熟度、性别及某些遗传性疾病。（2）羊水在分娩期的作用：能传导子宫收缩的压力，形成前羊水囊，促进子宫颈扩张，破膜后可润滑产道。

7. 【答案】子宫肌瘤按生长部位分为宫体肌瘤和宫颈肌瘤。按肌瘤与子宫肌壁的关系分为肌壁间肌瘤、浆膜下肌瘤和黏膜下肌瘤。各种类型肌瘤发生在同一子宫称为多发性子宫肌瘤。肿瘤压迫膀胱，出现尿频、排尿障碍、尿潴留；压迫输尿管可导致肾盂积水；压迫直肠可致便秘、里急后重等。

8. 【答案】母乳喂养的好处如下：①母乳是婴儿最理想的食物，它含有婴儿出生后 4 ~ 6 个月内生长发育所需要的全部营养物质，含有适合于新生儿的蛋白质、脂肪、乳糖、盐、钙、磷，有足量的维生素，足够的铁和水分。②母乳尤其是初乳（产后头 7 天的乳汁）含有丰富的抗感染物质（免疫抗体、溶菌酶等），这些物质都能保护婴儿少得疾病。③母乳可预防过敏性疾病，如湿疹、哮喘。母乳中某些物质，如胆固醇是婴儿脑神经细胞发育的必需物，有利于智力发育。④哺乳可增进母子感情，减少母亲产后出血，有利于子宫恢复，抑制排卵、延长生育时间，并且可降低卵巢癌、乳腺癌的发病机会。⑤母乳卫生、经济方便、温度适宜，而且新鲜不变质。

9. **【答案】**测量基础体温的目的是：

（1）了解妇女卵巢有无排卵及黄体功能，当基础体温出现双相时，表示卵巢有排卵功能；如为单相则卵巢无排卵功能。

（2）有助于诊断妊娠和月经失调。

（3）掌握安全期、易孕期，便于计划生育。

10. **【答案】**淋病为淋病奈瑟菌感染引起的性传播疾病。性交时分泌物中的该菌侵入尿道口、尿道旁腺、阴道、宫颈管等处黏膜而发病。幼女则因接触已污染淋病奈瑟菌的便器、衣裤、医疗器械等间接感染。

第六章

儿科护理学

一、选择题

A 型（最佳选择题）

1. 关于小儿年龄分期的说法，错误的是(　)
   A. 怀胎最初 8 周为胚胎期
   B. 从卵子和精子结合到小儿出生统称为胎儿期
   C. 婴儿期是指出生到满 1 个月之前
   D. 1 岁后到满 3 周岁之前为幼儿期
   E. 3 周岁后到 6 ~7 岁为学龄前期
2. 小儿各系统器官发育最迟的是(　)
   A. 生殖系统
   B. 神经系统
   C. 淋巴系统
   D. 脂肪组织
   E. 肌肉组织
3. 新生儿败血症最常见的并发症是(　)
   A. 肺炎
   B. 胸膜炎
   C. 化脓性脑膜炎
   D. 骨髓炎
   E. 肝脓肿
4. 佝偻病活动期的主要临床表现是

A. 精神神经症状、夜惊、烦躁
B. 骨骼系统改变
C. 出汗多
D. 反复无热惊厥
E. 手足抽搐

5. 营养不良的最初临床表现为( )
A. 皮下脂肪减少
B. 肌张力下降
C. 水肿
D. 体重不增或消瘦
E. 身高不增

6. 有关计划免疫的说法，错误的是( )
A. 预防接种可提高易感者非特异性免疫力
B. 是预防小儿传染病的关键措施
C. 大多接种特异性抗原，使易感者产生免疫抗体
D. 部分小儿接种后有低热
E. 免疫功能缺陷的小儿不宜接种减毒活疫苗

7. 小儿能量代谢与成年人的主要不同点是( )
A. 小儿基础代谢所需能量少，活动所需能量多
B. 小儿基础代谢所需能量少，尚有生长发育需要能量
C. 小儿基础代谢所需能量多，尚有生长发育需要能量
D. 小儿排泄损失能量较多，尚有生长发育需要能量
E. 小儿排泄损失能量较少，活动所需能量较多

8. 儿童营养不良的主要临床表现是( )
A. 食欲减退
B. 精神萎靡
C. 进行性消瘦
D. 面色苍白
E. 肌肉松弛

9. 小儿体格发育最快的时期在( )
A. 新生儿期

B. 婴儿期

C. 幼儿期

D. 学龄前期

E. 学龄期

10. 一早产儿口鼻有奶溢出，面色青紫，呼吸停止。下列处理措施不恰当的是(　)

A. 放低头部，立即清除呼吸道分泌物

B. 加压吸氧

C. 保持安静，避免搬动患儿头部

D. 立即通知医生

E. 迅速建立静脉通路

11. 引起新生儿缺氧、缺血性脑病的因素应除外(　)

A. 母亲妊娠期高血压疾病

B. 胎儿脐带受压

C. 胎粪吸入致呼吸道阻塞

D. 新生儿先天性心脏病

E. 新生儿血清胆红素升高

12. 脊髓灰质炎患者自发病起至少应隔离(　)

A. 7 天

B. 10 天

C. 20 天

D. 30 天

E. 40 天

13. 足月新生儿臀先露，生后 1 天突然惊厥，烦躁不安。体格检查：体温正常，前囟饱满，肌张力高，双眼凝视，唇微绀，心率 132 次/分，肺部未闻及啰音。下列有关治疗及护理措施不恰当的是(　)

A. 保持安静，避免搬动

B. 烦躁不安、惊厥时可用镇静药

C. 可使用维生素 K，控制继续出血

D. 呼吸循环衰竭时可连续使用中枢神经兴奋药

E. 吸氧、保暖、保持呼吸道通畅

14. 关于小儿生长发育的说法，错误的是(　)

A. 生长发育是连续的过程，各年龄阶段发育的速度不同

B. 神经系统发育最早，3 岁时神经细胞分化已基本完成达成年人水平

C. 淋巴系统发育于学龄期

D. 生长发育存在个体差异

E. 生后头 3 个月体重增长最快

15. 关于小儿体温测量的说法，不正确的是(　)

A. 口腔测温法适用于所有 6 岁以上儿童

B. 腋下测温法安全、方便，但时间较长

C. 肛门内测温法测温时间短而准确

D. 耳内测温法正确、快速，不会造成交叉感染

E. 肛温 36.5 ~ 37.5℃为正常

16. 先天性心脏病中最常见的类型是(　)

A. 室间隔缺损

B. 房间隔缺损

C. 动脉导管未闭

D. 法洛四联症

E. 肺动脉瓣狭窄

17. 引起小儿佝偻病的主要原因是(　)

A. 缺钙

B. 晒太阳少

C. 食物中蛋白质缺乏

D. 甲状旁腺功能减退

E. 食物中钙、磷比例不当

18. 维生素 D 缺乏性佝偻病的病因主要是(　)

A. 生长发育过快

B. 疾病的影响

C. 单纯母乳喂养

D. 单纯牛奶喂养

E. 内源性维生素 D 缺乏

19. 如果小儿 3 天前曾与麻疹患者接触，合适的处理措施是(　)
A. 立即接种麻疹疫苗
B. 立即给予血清免疫球蛋白
C. 肺炎痊愈后立即接种卡介苗
D. 给予血清免疫球蛋白后 1 周接种麻疹疫苗
E. 立即接种麻疹疫苗，1 周后给予免疫血清球蛋白

20. 新生儿生理性体重下降，最多不超过出生体重的(　)
A. 10%
B. 15%
C. 20%
D. 25%
E. 30%

21. 确诊新生儿败血症的实验室检查是(　)
A. 血常规
B. 血培养
C. 红细胞沉降率
D. 急性时相反应蛋白
E. 纤维蛋白原

22. ABO 血型不合引起的新生儿溶血病最常见于(　)
A. 母亲血型为“A”，新生儿血型为“B”
B. 母亲血型为“B”，新生儿血型为“A”
C. 母亲血型为“O”，新生儿血型为“A”或“B”
D. 母亲血型为“AB”，新生儿血型为“A”或“B”
E. 母亲血型为“A”，新生儿血型为“A”

23. 国内引起新生儿败血症的最常见细菌是(　)
A. B 群链球菌
B. 铜绿假单胞菌
C. 葡萄球菌
D. 厌氧菌
E. 大肠埃希菌

24. 麻疹最常见的并发症是( )
   A. 支气管肺炎
   B. 心肌炎
   C. 营养不良
   D. 脑炎和亚急性硬化全脑炎
   E. 结核病恶化
25. 1 岁半小儿患婴儿腹泻伴重度脱水，有关静脉补液问题下列不妥的是( )
   A. 先盐后糖
   B. 先晶后胶
   C. 先慢后快
   D. 见尿补钾
   E. 注意药物的配伍禁忌
26. 男婴，6 个月，系早产儿，1 天惊厥 3 次来院急诊。下列对诊断最有帮助的措施是( )
   A. 完善的病史和体格检查
   B. 血常规检查
   C. X 线长骨摄片
   D. 脑电图检查
   E. 脑 CT 检查
27. 新生儿寒冷损伤综合征复温至正常的时间为( )
   A. 1 ~ 3 小时
   B. 4 ~ 6 小时
   C. 6 ~ 12 小时
   D. 12 ~ 24 小时
   E. 36 ~ 48 小时
28. 水痘的潜伏期为( )
   A. 1 ~ 3 天
   B. 3 ~ 5 天
   C. 5 ~ 7 天
   D. 7 ~ 10 天

E. 10 ~ 21 天

29. 关于颅骨发育的说法，错误的是(　)
   A. 颅缝闭合时间为生后6 ~ 8周
   B. 后囟在出生时已很小或已闭合
   C. 前囟在1 ~ 1.5岁时闭合
   D. 前囟早闭见于小头畸形
   E. 面部骨骼发育较颅骨晚

30. 一般主张应在生后多长时间开始添加辅食(　)
   A. 2 ~ 3个月时
   B. 3 ~ 4个月时
   C. 6 ~ 7个月时
   D. 7 ~ 8个月时
   E. 4 ~ 6个月时

B型（配伍选择题）

(1 ~ 2题共用备选答案)
   A. 佝偻病
   B. 服四环素类药物后
   C. 颅内压增高
   D. 脱水
   E. 头小畸形

1. 囟门与骨缝早闭见于(　)
2. 囟门与骨缝晚闭见于(　)

C型（比较选择题）

(1 ~ 3题共用备选答案)
   A. 先天性甲状腺功能减退
   B. 苯丙酮尿症
   C. 两者均有
   D. 两者均无

1. 智力低下见于(　)

2. 惊厥见于(　)
3. 汗及尿液为鼠臭气味见于(　)

X 型（多项选择题）

1. 前囟闭合延迟见于(　)
   A. 小头畸形
   B. 佝偻病
   C. 先天性甲状腺功能减退
   D. 肾小管酸中毒
   E. 脑积水
2. 关于小儿用药特点的说法，正确的是(　)
   A. 新生儿、早产儿应用磺胺类药物、维生素 K_3 可引起高胆红素血症
   B. 婴幼儿一般不用镇咳药
   C. 小儿便秘一般不用泻药
   D. 水痘患儿禁用激素
   E. 腹泻患儿一般不用止泻药
3. 引起小儿脑性瘫痪的主要原因有(　)
   A. 窒息
   B. 产伤
   C. 早产
   D. 核黄疸
   E. 胎盘炎症
4. 正常足月新生儿期应进行的预防接种有(　)
   A. 乙型肝炎疫苗
   B. 百白破疫苗
   C. 卡介苗
   D. 乙型脑炎疫苗
   E. 脊髓灰质炎疫苗
5. 下列引起新生儿窒息的原因有(　)
   A. 孕妇被动吸烟

B. 孕妇患慢性肾炎
C. 孕妇年龄超过 35 岁
D. 早产儿
E. 宫内感染

6. 肠套叠空气灌肠治疗指征是(　　)
A. 肠套叠在 48 小时内
B. 腹胀明显
C. 全身情况良好
D. 小肠型肠套叠
E. 肠套叠已超过 48 小时，全身情况差

7. 新生儿生理性黄疸的特点是(　　)
A. 出生后 2 ~ 3 天出现
B. 出生后 10 ~ 14 天消退
C. 黄疸持续 2 周后仍不退
D. 早产儿可至 3 ~ 4 周才消退
E. 黄疸出现早，在 24 小时内出现

8. 佝偻病初期可出现的症状与体征是(　　)
A. 鸡胸
B. 多汗
C. 枕部脱发
D. 手镯征
E. 颅骨软化

9. 导致锌缺乏的原因有(　　)
A. 长期素食
B. 慢性腹泻
C. 肾病综合征
D. 大面积烧伤
E. 长期多汗

10. 关于 Rh 血型不合溶血病的说法正确的是(　　)
A. 多在出生后 24 小时内出现黄疸
B. 母亲为 Rh 阳性不会发生 Rh 溶血

C. 溶血程度较 ABO 溶血病轻
D. 很少在第一胎发生溶血
E. 进入胎儿的为抗 RhD 抗体 IgM

11. 免疫重建包括(　　)
A. 胎肝移植
B. 骨髓移植
C. 基因治疗
D. 输注免疫球蛋白
E. 输注胸腺素

12. 关于水痘的说法正确的是(　　)
A. 水痘是一种传染性非常强的出疹性传染病
B. 与带状疱疹为同一病毒感染所致
C. 皮肤和黏膜相继出现斑丘疹，水疱疹和结痂同时存在
D. 皮疹呈向心性分布
E. 感染水痘后一般无永久免疫力

13. 肺炎患儿可出现(　　)
A. 心力衰竭
B. 中毒性脑病
C. 中毒性肠麻痹
D. 弥散性血管内凝血
E. 酸中毒

14. 室间隔缺损常见的并发症是(　　)
A. 支气管肺炎
B. 脑栓塞
C. 充血性心力衰竭
D. 肺水肿
E. 亚急性细菌性心内膜炎

二、填空题

1. 肺炎伴腹泻患儿静脉输液速度一般为每小时每千克体重________ml。

2. 每次哺乳应尽量让婴儿吸奶到满足为止，但每次哺乳时间不宜超过________分钟。
3. 婴儿辅助食物添加步骤是：出生2周后加________，4个月后加________、________，6个月后加________、________。
4. 小儿给药剂量按体重计算公式应是________。
5. 佝偻病初期多见于________以内的婴儿，主要表现为________。
6. 长期轻度缺碘则可出现亚临床型甲状腺功能减退症，表现为________或________，常伴有________。
7. 3岁以上儿童哮喘的诊断依据为：________、________、________。
8. 急性白血病患儿发热的原因有________、________。
9. 婴儿后囟门在________周闭合，前囟门在________岁闭合。
10. 引起维生素D缺乏的原因有________、________、________、________、________。
11. 支气管肺炎主要症状为________、________、________，肺部啰音的特点是________。
12. 预防小儿佝偻病时的维生素D的剂量是________U/d。
13. ABO血型不合系指新生儿溶血症，较常见于________型血母亲所分娩的新生儿。
14. 1~2岁小儿体重计算公式为________。
15. 婴儿辅助食物添加的原则是由________到________，由________到________。
16. 小儿急性上呼吸道感染主要侵犯________、________、________。
17. 我国小儿恶性肿瘤中以________发病率最高。

三、判断题（正确的在括号内打√，错误的打×）

1. 前囟门闭合过早常见于小头畸形，闭合过晚见于佝偻病、脑积水等。（ ）
2. 中度营养不良时体重低于正常均值的25%。（ ）

3. 世界卫生组织规定，新生儿系指在新生儿期内的婴儿。(　)
4. 慢性腹泻病程应大于 3 个月。(　)
5. 风湿舞蹈症系风湿活动的主要表现。(　)
6. 小儿腋下温度 >38℃时，称为发热。(　)
7. 佝偻病的早期预防措施是及早肌内注射维生素 D_3 30 万 U，每周 1 次，共 3 次。(　)
8. 小儿中度营养不良时体重低于正常均值的 25%。(　)
9. 小儿的人类免疫缺陷病毒（HIV）感染多由母婴传播，并于生后 12 ~18 个月发病。(　)
10. 胎儿的附属物包括胎膜、胎盘、羊水和脐带。(　)
11. 对营养不良伴腹泻患儿静脉补液宜按实际体重计算。(　)
12. 6 个月以内婴儿可不接种麻疹减毒活疫苗。(　)
13. 多动症患儿智力基本正常。(　)
14. 婴幼儿是指出生后至 3 周岁的小儿。(　)
15. 计划免疫规定婴儿 6 个月以前应先后接受卡介苗及乙型肝炎、白喉、百日咳、破伤风及脊髓灰质炎等疫苗的免疫接种。(　)
16. 小儿腋温 >40℃时称为超高热。(　)
17. 新生儿生理性黄疸是指足月儿出生后 1 周出现的黄疸，并于 1 个月内消退。(　)
18. 婴儿每千克体重每天需水 150ml 左右。(　)
19. 婴幼儿输液应先输胶体，后输晶体。(　)

四、名词解释

1. 佝偻病串珠
2. 微量元素
3. 计划免疫
4. 新生儿期
5. “黏液性水肿”综合征
6. 法洛四联症
7. 小儿脑性瘫痪

8. 小儿生理性腹泻
9. 小儿肥胖症
10. 小儿高热

五、简答题

1. 简述母乳喂养的优点。
2. 试述小儿肥胖症的分度。
3. 试述小儿风湿热的主要临床表现。
4. 试述婴幼儿液体疗法应注意的原则。
5. 试述新生儿长期给氧的注意事项。
6. 简述锌缺乏症的临床表现。
7. 试述小儿急性上呼吸道感染的临床特点。
8. 简述病毒性心肌炎的治疗。
9. 试述小儿心力衰竭的临床表现。
10. 试述婴幼儿高热应采取的急救处理。

答案与解析

一、选择题

A 型（最佳选择题）

1. 【答案】C；婴儿期是指婴儿出生到满 1 周岁之间的时间段。

2. 【答案】A；小儿发育最早的是神经系统，最迟的是生殖系统。

3. 【答案】C；新生儿败血症最常见的并发症是化脓性脑膜炎。

4. 【答案】B；佝偻病活动期的主要临床表现是骨骼系统改变，运动功能及智力发育迟缓。

5. 【答案】D；本题考查小儿营养不良的临床表现。营养不良的早期表现是活动减少，精神较差，体重生长速度不增。随着营养不良加重，体重逐渐下降，主要表现为消瘦。皮下脂肪层厚度是判断营养不良程度的重要指标之一。皮下脂肪消耗的顺序先是腹部，其次为躯干、臀部、四肢，最后为面颊。皮下脂肪逐渐减少以致消失，皮肤干燥、苍白、渐失去弹性，额出现皱纹，肌张力渐降低、肌肉松弛、肌肉萎缩呈“皮包骨”时，四肢可有挛缩。营养不良初期，身高不受影响，但随病情加重，骨骼生长减慢，身高亦低于正常。轻度蛋白质－能量营养不良精神状态正常；重度可有精神萎靡，反应差，体温偏低，脉细无力，无食欲，腹泻、便秘交替。血浆白蛋白明显下降时出现凹陷性水肿，严重时感染形成慢性溃疡。重度营养不良可伴有重要脏器功能损害。A 错，小儿营养不良可引起皮下脂肪减少，但不是早期临床表现。B 错，小儿营养不良可引起肌张力下降，但不是早期临床表现。C 错，小儿营养不良患者血浆白蛋白明显下降时可出现凹陷性水肿，但不是早期临床表现。D 对，营养不良的早期表现是活动减少，精神较差，体重增长速度不增。随营养不良加重，体重逐渐下降，主要表现为消瘦。故选 D。

6. 【答案】A；非特异性免疫又称被动免疫，指未接受主动免疫的易感者在接触传染源后，被给予相应的抗体，而立即获得的免疫力，故选 A。

7. 【答案】C；小儿能量代谢与成年人的主要不同点：①基础代谢率较成年人高 10% ~15%；②生长发育所需能量是儿童所特有的；③活动所需能量依个体情况而定；④食物特殊动力消耗：摄入食物与蛋白质越多，消耗能量越大；⑤排泄物中能量丢失不超过总能量的 10%。故选 C。

8. 【答案】C；营养不良的最初临床表现是体重不增，随后患儿体重下降，故选 C。

9. 【答案】B；出生后到满 1 周岁前称为婴儿期，此期是小儿出生后生长发育最迅速的时期。

10. 【答案】C；患儿因为溢奶出现了呼吸暂停，要立即进行抢救。①立即通知医生；②放低头部，清除口鼻腔分泌物；③建立静脉通路，遵医嘱给药；④加压吸氧；⑤心肺复苏。

11.【答案】E；新生儿缺氧缺血性脑病是指各种原因引起的缺氧和脑血流量减少而导致的新生儿脑损伤，脑组织以水肿、软化、坏死和出血为主要病变，是新生儿窒息重要的并发症之一，是导致儿童神经系统伤残的常见原因之一。新生儿缺血缺氧性脑病的原因有缺氧和缺血，缺氧的原因包括围生期窒息、反复呼吸暂停、严重的呼吸系统疾病和右向左分流性先天性心脏病。缺血的原因包括心跳停止、重度心力衰竭等。在所有病因中缺氧所致新生儿窒息是本病的主要原因，产前和产时窒息各占 50% 和 40%，其他原因约占 10%。故选 E。

12.【答案】E；脊髓灰质炎患儿一般隔离至病后 40 天，密切接触者医学观察 20 天。

13.【答案】D；呼吸循环衰竭时不可连续使用中枢神经兴奋药，临床上面对呼衰的患者，大多采用气管插管机械通气治疗，从而根本上解决呼吸动力问题。

14.【答案】C；小儿淋巴系统是从胚胎时期就开始发育的，其规律是到出生的时候已经基本完善，要完全成熟是在 2 岁左右。故选 C。

15.【答案】A；口腔测温法在临床上主要用于意识清楚，并且精神状态正常的成年人和儿童，对于烦躁不安、昏迷，以及没有安全意识的婴幼儿，不能够使用口腔测温法。

16.【答案】A；室间隔缺损是最常见的先天性心脏病，发病率占小儿先天性心脏病的 25% ~40%。

17.【答案】B；引起小儿佝偻病的主要原因是日光照射不足，使内源性维生素 D 生成不足。

18.【答案】E；婴儿体内维生素 D 的储存不足，导致钙、磷代谢失常，使正在生长的骨骺端软骨不能正常钙化。故选 E。

19.【答案】B；体弱易感儿接触麻疹后，应及早注射血清免疫球蛋白。

20.【答案】A；生理性体重下降一般不超过 10%，若超过 10% 或至第 10 天体重未恢复到出生时水平，则属于病理状态。

21.【答案】B；血培养可以直接检测出引起疾病的细菌，还可以根据药敏试验确定用药。

22.【答案】C；因为O型血的妇女通常在孕前已经接触过A或B血型物质的抗原物质刺激，其血清中产生了相应的抗A或抗B的IgG，妊娠时经胎盘进入胎儿血循环引起溶血。故选C。

23.【答案】C；新生儿败血症在我国仍然以葡萄球菌为主，大肠埃希菌次之。

24.【答案】A；肺炎为麻疹最常见的并发症，多见于5岁以下患儿，占麻疹死因的90%以上。

25.【答案】C；静脉补液需做到三定（定量、定性、定速）、三先（先盐后糖、先浓后淡、先快后慢）及两补（见尿补钾、惊跳补钙）。故选C。

26.【答案】A；完善的病史和体格检查有助于疾病的诊断和病情的判断。

27.【答案】C；将新生儿置于以预热至中性温度的暖箱中，一般在6~12小时内恢复正常体温。

28.【答案】E；水痘的潜伏期多为2周。

29.【答案】A；颅骨的发育特点：颅骨的发育随脑的发育而长大。前囟出生时1~2cm，以后随颅骨生长而增大，6个月龄左右逐渐骨化而变小，在1~1.5岁闭合。前囟检查在全科临床很重要，如脑发育不良时头围小、前囟小或关闭早；甲状腺功能减退时前囟闭合延迟；颅内压增高时前囟饱满；脱水时前囟凹陷。后囟：6~8周闭合；颅骨骨缝3~4个月闭合。颅骨随脑发育而长大，且生长先于面部骨骼（包括鼻骨、下颌骨）。1~2岁后随牙齿萌出、频频出现咀嚼动作，面骨开始加速生长，鼻、面骨变长，下颌骨向前凸出，下颌角倾斜度减小，额面比例发生变化，颅骨由婴儿期的圆胖脸形变为儿童期的脸形。故选A。

30.【答案】E；通常情况下，纯母乳喂养的孩子，建议出生4~6个月时开始添加辅食。

B型（配伍选择题）

1.【答案】E

2.【答案】A

C 型（比较选择题）

1.【答案】C；先天性甲状腺功能减退临床表现为嗜睡、喂养困难、声音嘶哑、少哭、不动、反应迟钝、肌张力低下、便秘等，也可能出现体格和神经发育障碍。如果在病情早期积极治疗，能够及时改善发育状况，否则容易导致脑损伤和智力低下。苯丙酮尿症典型症状：生长发育和精神发育迟缓；由于有脑萎缩可出现抽搐、癫痫；皮肤毛发干燥；汗液、尿液中有鼠臭味。故选 C。

2.【答案】D

3.【答案】B

X 型（多项选择题）

1.【答案】BCDE；小头畸形典型症状之一：前囟和骨缝闭合过早，可有骨间痘，A 不对。故选 BCDE。

2.【答案】ABCDE；新生儿高胆红素血症又称新生儿黄疸，是儿科常见的临床症状，可以引起新生儿高胆红素血症的药物有维生素 K_3、牛磺酸、磺胺类药物等。儿童特别是婴幼儿，一般慎用镇咳药物，特别是中枢性镇咳药，比如可待因、喷托维林（咳必清）、右美沙芬等，可能因为抑制咳嗽反射而导致痰液不能排出体外而出现缺氧、呼吸困难甚至痰堵窒息等严重表现。小儿便秘不要吃泻药，因其胃肠功能较弱，如果吃泻药，可能会对胃肠功能造成伤害，应主要从食物和饮食习惯上调节。水痘用激素治疗可能引起病毒传播。由于应用激素治疗会引起病毒传播，加重病情，增加皮疹、水疱，有时还会出现高热，因此禁止使用激素治疗水痘。小儿腹泻最主要的原因一般是感染性疾病，比如轮状病毒感染、沙门氏菌感染，这些病毒和细菌都是在肠道内异常增殖的，腹泻能将病毒和细菌排出体外。如果服用止泻药，拉的次数是减少了，但是这些病毒和细菌都寄生在肠道，会在肠道进行明显的增殖、繁殖，导致疾病反而会加重。故选 ABCDE。

3.【答案】ABCDE；脑瘫的病因比较复杂，包括遗传性和获得性因素。后者又分为出生前、围生期和新生儿期因素，部分病例还找不到明确的病因。目前认为，与脑瘫发生相关的重要因素是：早产或低出生体质量、产伤、新生儿窒息或新生儿缺血缺氧性脑病、新生儿高胆红素血症（核黄疸）和宫内感染（胎盘炎症）。此外，脑瘫的发生也与遗传因素有一定关系。

4. 【答案】AC；新生儿刚出生接种的是乙型肝炎疫苗和卡介苗。口诀：出生乙肝卡介苗，2 月脊髓炎症好，345 月百白破，8 月麻疹和乙脑。

5. 【答案】ABCDE；引起新生儿窒息的原因如下。①孕母因素：孕母有慢性或严重疾病，如心、肺、肾、甲状腺或神经系统疾病，严重贫血、糖尿病、高血压等；孕母有妊娠并发症，如妊娠期高血压、妊娠糖尿病等；孕母吸毒、吸烟或被动吸烟；孕母年龄≥35 岁或≤16 岁及多胎妊娠等。②胎盘因素：前置胎盘、胎盘早剥和胎盘老化等。③脐带因素：脐带脱垂、脐带绕颈、脐带打结、脐带过短或牵拉等。④胎儿因素：早产儿或巨大儿；先天性畸形，如食管闭锁、喉蹼、先天性肺发育不良、先天性心脏病等；胎儿宫内感染；呼吸道阻塞，如羊水或胎粪吸入。

6. 【答案】AC；小儿肠套叠常用的治疗方法首选空气灌肠，次选手术治疗。空气灌肠的指征是：①发病在 48 小时内；②一般情况好、精神反应好、体温正常；③腹软、不胀。

7. 【答案】ABD；生理性黄疸出现时间：足月儿通常在出生后 2～3 天开始逐渐出现皮肤黄染，4～5 天达到高峰；早产儿多于生后 3～5 天出现，5～7 天达到高峰。持续时间：大部分在 5～7 天逐渐消退，一般不超过 2 周，早产儿可能持续 4 周。故选 ABD。

8. 【答案】BC；佝偻病初期发病一般在 3 个月小儿身上比较多见。发生佝偻病以后，患儿的主要症状以精神症状为主，表现为多汗、好哭、易惊、睡眠不沉、夜间容易哭闹。患儿头部多汗，也会因为多汗造成头部发痒。患儿常摇头摩擦枕部，使头枕部脱发，临床上称为枕秃。佝偻病后遗症期，主要是严重佝偻病或佝偻病未经系统治疗而产生的后遗症状，主要表现为头部骨骼畸形（方颅、小头畸形）、胸部骨骼畸形（肋骨串珠、鸡胸、漏斗胸、肋膈沟）、脊柱骨骼畸形（脊柱侧弯、脊柱前凸、脊柱后凸）、四肢骨骼畸形（手足镯、X 型腿、O 型腿）等。故选 BC。

9.【答案】ABCDE；①偏食：锌通常来源于瘦肉、鱼等食物中，偏食的人容易因缺乏锌的摄入而缺锌。②肠胃疾病：肠胃疾病容易降低胃肠道的吸收能力，导致锌的重吸收减少，因此出现缺锌的情况。③肾脏疾病：血液中的锌主要分布在细胞内，而细胞外的锌不会随尿液排出体外。肾脏疾病可能引起低白蛋白血症，使锌通过尿液排出而引起缺锌。④锌丢失过多：长期的出血、溶血、烧伤、大量出汗等可使锌随体液丢失。故选 ABCDE。

10.【答案】ABD；Rh 溶血是由于母亲和胎儿 Rh 血型不合引起的一种溶血性疾病，一般在第二胎发生，且一胎比一胎加重。如果母亲为 Rh 阴性，胎儿为 Rh 阳性，则在分娩时胎儿的红细胞会进入母亲血液循环，使母亲致敏后产生 IgG 类抗 Rh 的抗体。在怀第二胎时如果胎儿仍为 Rh 阳性，则母亲体内的 IgG 抗体通过胎盘进入胎儿体内，可导致胎儿血液溶血。在第一胎时抗体比较少，通常不会发生胎儿溶血。因此，Rh 溶血一般发生在第二胎。临床表现主要是贫血和黄疸。Rh 溶血病症状较 ABO 溶血病严重，ABO 溶血病临床差异很大。黄疸：Rh 溶血病患儿多在生后 24 小时内出现黄疸，并迅速加重；而 ABO 溶血病多在生后第 2 ~3 天出现，血清胆红素以未结合型为主。故选 ABD。

11.【答案】ABCE；采用正常细胞或基因片段植入患者体内使患者恢复免疫功能的方法，称为免疫重建。其治疗方法：①造血干细胞移植、骨髓移植、胎肝移植、脐血干细胞移植；②胎儿胸腺移植；③输注胸腺上皮细胞培养物或胸腺素；④基因治疗。

12.【答案】ABCD；水痘是一种急性传染病，由水痘 - 带状疱疹病毒引起，会导致全身性斑疹、丘疹、疱疹及结痂等症状。此病儿童多见，到一定阶段会自然停止或自愈。该病传染性极强，但结痂后无传染性。多数患者恢复后可在体内形成抗体，获得持久免疫力，不再感染水痘，但是体内潜伏的病毒日后被激活后可引起带状疱疹。皮疹先发生于躯干、头部，逐渐扩散至面部，最后四肢。通常躯干皮疹较多，四肢及面部较少，呈向心性分布。

13.【答案】ABCDE；肺炎患儿严重者会出现并发症，甚至危及生命导致死亡。①呼吸衰竭：主要表现为呼吸频率加快、鼻翼扇动、吸气性三凹征、动脉氧分压下降等。②心力衰竭：主要表现为烦躁不安、明显发绀、面色苍白、心音低钝、双下肢水肿等。③中毒性脑病：如烦躁、嗜睡、前囟隆起、对光反射迟钝或消失、脑膜刺激征等。此外，还有心肌炎、中毒性肠麻痹、消化道出血、DIC、代谢性酸中毒、微循环障碍等。

14.【答案】ACDE；室间隔缺损的并发症包括支气管肺炎、充血性心力衰竭、肺水肿及感染性心内膜炎，但并非每名室间隔缺损患者都会出现并发症，越小的缺损对机体的影响越小，因此患者可能不出现临床并发症。当室间隔缺损为中、大型时，常由于左右心室血的异常改变（左向右分流量较大）而出现临床并发症。

二、填空题

1.【答案】3～5

2.【答案】15～20

3.【答案】鱼肝油　鸡蛋黄　菜泥　面条　肉末

4.【答案】给药物剂量＝每千克体重每次或每天的药物剂量×体重千克数

5.【答案】6个月　神经兴奋性增高

6.【答案】轻度智能迟缓　轻度听力障碍　体格生长落后

7.【答案】喘息呈反复发作　发作时肺部出现哮鸣音　平喘药治疗有显效

8.【答案】白血病性发热　感染

9.【答案】6～8　1～1.5

10.【答案】日照不足　摄入不足　需要增多　疾病影响　药物影响

11.【答案】发热　咳嗽　气促　固定的中、细湿啰音

12.【答案】400

13.【答案】O

14. 【答案】9 + （月龄 − 12） × 0. 25

15. 【答案】单一　多种　少量　适量

16. 【答案】鼻　鼻咽　咽部

17. 【答案】白血病

三、判断题（正确的在括号内打√，错误的打 ×）

1. 【答案】√
2. 【答案】×
3. 【答案】√
4. 【答案】×
5. 【答案】√
6. 【答案】×
7. 【答案】×
8. 【答案】×
9. 【答案】√
10. 【答案】√
11. 【答案】√
12. 【答案】√
13. 【答案】√
14. 【答案】√
15. 【答案】√
16. 【答案】×
17. 【答案】×
18. 【答案】√
19. 【答案】×

四、名词解释

1. 【答案】佝偻病患儿由于肋骨骨端骨样组织堆积，于肋骨与肋软骨交界处可扪及圆形隆起，以第 7 至第 10 肋骨最明显，从上至下如串珠样突起。

2. 【答案】微量元素是体内含量不足体重万分之一的元素，

如铁、锌、铜等。

3.【答案】计划免疫：根据小儿的免疫特点和传染病发生的情况制定免疫程序，有计划地使用生物制品进行预防接种，以提高人群的免疫水平，达到控制和消灭传染病的目的。

4.【答案】新生儿期是指自娩出子宫腔后脐带结扎时起，至生后足28天内。

5.【答案】“黏液性水肿”综合征是地方性甲状腺功能减退症的一种症状群，以显著的生长发育和性发育落后，黏液性水肿，智力低下为特征，血清T4降低，TSH增高。

6.【答案】法洛四联症是存活婴儿中最常见的青紫型先天性心脏病，由肺动脉狭窄、室间隔缺损、主动脉骑跨和右心室肥厚4种畸形组成，其中以肺动脉狭窄最重要，对患儿的病理生理和临床表现有重要影响。

7.【答案】小儿脑性瘫痪简称脑瘫，是一组在小儿早期即发病的非进行性症候群，表现为非阵发性的中枢性随意肌功能受累，并可同时伴有癫痫、智力低下、语言和视觉障碍等。

8.【答案】小儿生理性腹泻多见于6个月以内婴儿，外观虚胖，常有湿疹，生后不久即出现腹泻，除大便次数增多外，无其他症状，食欲好，不影响生长发育；添加辅食后，大便即逐渐转为正常。

9.【答案】小儿肥胖症：体重超过同年龄、同性别、同身高正常儿均值20%以上者。

10.【答案】小儿高热：小儿腋温达到39.1～40℃时称为小儿高热。

五、简答题

1.【答案】婴儿母乳喂养的优点包括：①降低婴儿的死亡率；②降低婴儿的患病率；③减少营养不良的危险性；④经济、方便、省时省力、温度适宜；⑤增进母女（子）感情；⑥减少乳母患乳腺癌和卵巢肿瘤的危险性，有利于乳母健康。

2.【答案】小儿体重超过同年龄、同性别、同身高正常儿均值20%以上者即可诊断为肥胖症。其中超过均值20% ~29%者为轻度肥胖，超过均值30% ~39%者为中度肥胖，超过均值40% ~59%者为重度肥胖，超过均值60%以上者为超重度肥胖。

3.【答案】小儿风湿热主要有以下临床表现：①心肌炎；②游走性多发性关节炎；③舞蹈症；④皮下结节；⑤环形红斑。

4.【答案】婴幼儿液体疗法应注意的原则如下：①制订输液方案，包括每天液体总量，液体成分组成，药品及剂量，输入层次，输液速度。②确定各种输液成分的输入次序。一般先输钠及碱性液，后输葡萄糖液；先输晶体液后输胶体液；输液速度先快后慢。③密切观察反应，注意患儿神志、心率、呼吸、尿量、体温、皮肤弹性等，以确定输液速度是否符合要求。④配制药液时应严格掌握药物配伍禁忌。

5.【答案】新生儿长期给氧的注意事项如下。①掌握适应证：氧疗法应该用于有缺氧、发绀、窒息、惊厥等症状的患儿。②密切观察病情变化：吸氧过程中一旦呼吸困难好转和青紫减轻，就应减小氧流量和输氧浓度。尽可能用间歇给氧，防止持续长期吸入高浓度氧，以防发生氧中毒。③用鼻导管给氧时，氧流量1 ~2L/min，氧浓度25% ~30%；严重缺氧者，氧流量5L/min。冬天湿化瓶内水可加温，温湿的氧能减少对呼吸道黏膜的刺激。注意保持呼吸道和氧导管通畅。④及时测定血气指标，尽可能用最低浓度给氧，使氧分压维持在50 ~80mmHg。⑤观察并记录呼吸频率及节律、体温、面色和肤色、尿量。⑥严格执行消毒隔离技术，防止肺部感染。

6.【答案】锌缺乏症的临床表现为：①消化功能减退；②生长发育落后；③免疫功能降低；④智力发育延迟；⑤反复口腔溃疡、创伤愈合延缓及夜盲症。

7.【答案】小儿急性上呼吸道感染的临床症状轻重不一，年长儿症状较轻，婴幼儿较重；年长儿以局部症状为主，婴幼儿以全身症状为主，严重者可发生高热惊厥；有时呼吸道症状较轻或无，而以胃肠道症状为主，可出现类似于急腹症样症状；上呼吸道感染常为某些传染病的前驱症状。另外，有两种特殊的上呼吸道感染，即疱疹性咽峡炎和咽结合膜热。

8.【答案】病毒性心肌炎的治疗：

(1) 休息：急性期至少应休息到退热后 3 ~4 周。有心功能不全及心脏扩大者应强调绝对卧床休息，以减轻心脏负担，一般总的休息时间不少于 3 ~6 个月。

(2) 激素：可提高心肌糖原含量，促进心肌中酶的活力，改善心肌功能，同时可减轻心肌的炎性反应，并有抗休克作用。一般用于较重的急性病例，轻症病例多不主张应用。

(3) 控制心力衰竭：常用地高辛或毛花苷 C 等。由于心肌炎患者对洋地黄制剂较敏感，容易中毒，故剂量应偏小，一般用有效剂量的 2/3 即可。

(4) 大剂量维生素 C：能清除自由基，增加冠状动脉血流量，改善心肌代谢，有助于心肌炎的恢复。

(5) 能量合剂：有加强心肌营养和改善心肌功能的作用。

(6) 抢救心源性休克：静脉滴注大剂量肾上腺皮质激素；静脉推注大剂量维生素 C；及时应用调节血管紧张度药物。

9.【答案】心力衰竭在不同年龄小儿有不同的临床表现。年长儿的表现与成年人相似，如烦躁、发绀、咳嗽、端坐呼吸等。婴幼儿心力衰竭多表现为全心衰竭，其临床特点有：①起病急骤，在原发病的基础上突然烦躁不安、面色苍白或青紫。②呼吸困难，呼吸急促，在吃奶时加重，吮吸奶困难，呼吸频率 > 60 次/分。③心率快，婴儿可达 > 180 次/分。心音低，出现奔马律。④肝大，可在短时间内进行性增大超过右肋下 1.5cm 以上，边缘钝。

10.【答案】婴幼儿高热应采取的急救处理如下：①宽衣解包去除体表散热的障碍。②给予冷湿敷。冷湿巾放置于前额、腋窝或腹股沟等处，或用 35% ~50% 乙醇或温水擦浴。必要时用冰枕、冰帽、冰袋冷敷或冷盐水保留灌肠，促使降温。③应用小剂量解热镇痛药或冬眠药，配合物理降温。④必要时给予吸氧、输液、抗感染等综合治疗措施。

第七章

眼、耳鼻喉、口腔、皮肤护理学

一、选择题

A 型（最佳选择题）

1. 急性闭角性青光眼患者角膜呈(　)
   A. 雾状混浊
   B. 角膜后有沉着物
   C. 无损害
   D. 增厚
   E. 角膜弹性差
2. 沙眼的防治包括(　)
   A. 一人一巾，局部滴 15% 磺胺醋酰钠眼药水
   B. 滴药使瞳孔缩小，减少疼痛
   C. 局部短暂滴药
   D. 不能行滤泡压榨术
   E. 沙眼患者所有用具一律分开使用
3. 角膜移植术前滴(　)
   A. 阿托品眼药水
   B. 1% 毛果芸香碱眼药水
   C. 15% 磺胺醋酰钠眼药水
   D. 0.25% 氯霉素眼药水
   E. 0.1% 利福平眼药水
4. 角膜移植术后角膜内皮排斥反应一般发生在术后(　)

A. 第3天
B. 第7天
C. 第10～15天
D. 第20天
E. 第30天

5. 有关闭角性青光眼的治疗原则下列哪项正确(　)
A. 先用缩瞳剂或高渗剂迅速降低眼压
B. 用碳酸酐酶房水生成剂
C. 行虹膜全切术
D. 行激光手术
E. 行小梁打孔术

6. 正常眼压为(　)
A. 1.5～1.6kPa
B. 1.3～2.8kPa
C. 1.3～2.6kPa
D. 1.3～2.9kPa
E. 1.4～2.8kPa

7. 匹罗卡品在眼病中的作用，下列哪项不正确(　)
A. 用于治疗青光眼
B. 使瞳孔缩小
C. 开放前房角
D. 降低眼压
E. 解除眼肌痉挛

8. 滴眼药的注意事项哪项不妥(　)
A. 滴药前洗手
B. 严格执行查对制度
C. 易沉淀的混悬液要充分摇匀后再滴
D. 每次滴3滴以上
E. 同时滴多种眼药时每种间隔2～3分钟

9. 急性结膜炎的临床症状是(　)
A. 视力减退

B. 角膜混浊
C. 眼分泌物增多呈脓性
D. 眼分泌物结痂
E. 睑结膜、穹窿结膜不充血

10. 有关开角性青光眼的手术治疗时间哪项正确( )
A. 用药物治疗 1 周后
B. 药物治疗眼压不能控制时
C. 应用各种药物而且在最大药量治疗下眼压仍不能控制时
D. 药物治疗 2 周后
E. 眼压控制 2 天后

11. 下列阿托品用于治疗眼病的叙述正确的是( )
A. 增加眼内血管壁的通透性
B. 降低眼内血管壁的通透性
C. 解除睫状肌的收缩
D. 直接止痛
E. 直接抗炎

12. 结膜炎的治疗中，错误的是( )
A. 冲洗结膜囊
B. 冷敷
C. 局部点用抗生素
D. 全身应用抗生素
E. 遮盖患眼

13. 外耳道活动性异物的取出方法为( )
A. 使其脱水，再行取出
B. 必要时手术取出
C. 应设法停止其活动后再取出
D. 用耵聍钩钩取
E. 让其自行爬出

14. 颞下颌关节脱位行复位后用颅颌绷带固定时间为( )
A. 1 ~2 周
B. 3 ~4 周

C. 4～5 周
D. 2～3 周
E. 5～6 周

15. 耳源性脑脓肿患者的护理中最重要的是(　)
A. 防止大便污染床单
B. 注意大便颜色
C. 大便时勿用力过猛
D. 腹泻严重时也不能用止泻药
E. 每天做大便常规检查

16. 有关咽鼓管的叙述，哪项正确(　)
A. 调节中耳腔与外界气压平衡
B. 其外 2/3 为骨部，内 1/3 为软骨部
C. 起自鼓室，止于口咽部
D. 维持听力功能
E. 维持中耳及内耳的生理功能

17. 下列哪项不属于气管异物的临床表现(　)
A. 吸气性呼吸困难
B. 吸气性喉喘鸣
C. 出现三凹征
D. 出现潮式呼吸
E. 面色青紫

18. 耳源性颅内并发症患者禁用(　)
A. 止呕药
B. 止泻药
C. 影响瞳孔变化的药物
D. 缓泻药
E. 脱水药

19. 下列关于外耳道疖的叙述哪项不正确(　)
A. 外耳软骨部毛囊皮脂腺化脓性感染
B. 用鱼石脂甘油滴耳
C. 疖肿成熟应切开引流

D. 早期全身选用抗生素治疗

E. 热敷治疗

20. 下列哪项不属于鼻咽癌的症状(　)

A. 早期回吸鼻涕后痰中带血

B. 颈淋巴结肿大

C. 耳鸣耳闭塞感

D. 听力减退

E. 早期即出现贫血

21. 下列哪项不属于咽部的淋巴组织(　)

A. 颈深淋巴结群

B. 腺样体

C. 腭扁桃体

D. 舌扁桃体

E. 咽鼓管扁桃体

22. 严格掌握扁桃体的手术指征是为了避免(　)

A. 共鸣障碍

B. 免疫监视障碍

C. 咽淋巴的破坏

D. 咽隐窝缺损

E. 减少细菌生长繁殖

23. 耳源性颅内并发症有(　)

A. 急性乳突炎

B. 迷路炎

C. 硬脑膜外脓肿

D. 急性骨膜下脓肿

E. 流行性乙型脑炎

24. 智齿冠周炎的疼痛表现为(　)

A. 自发性跳痛

B. 向对侧放射

C. 尖牙区肿痛不适

D. 疼痛不影响咀嚼

E. 疼痛时无张口受限

25. 龋齿的危害哪项叙述不正确(　)

A. 能引起牙齿色、形、质的变化

B. 可完全丧失咀嚼器官的功能及完整性

C. 不会影响身体健康

D. 能引起牙槽及颌骨的炎症

E. 牙本质逐渐破坏消失

26. 疥疮是疥螨引起的皮肤病，易在下列哪种人群中流行(　)

A. 集体人群

B. 集体和家庭

C. 儿童集体

D. 学生集体

E. 密集人群

27. 有关上颌窦解剖的叙述哪项不正确(　)

A. 牙根感染可引起齿源性上颌窦炎

B. 上颌窦开口于中鼻道

C. 上颌窦窦口位置高，不易引流

D. 因位置高，窦腔大，很难感染

E. 平均容积为13ml

28. 下列哪项不属于牙本质过敏的症状特点(　)

A. 激惹性痛

B. 刺激去除后疼痛立即消失

C. 用探针在牙面可找到过敏点

D. 温度刺激可引起疼痛

E. 牙龈红肿

29. 口腔颌面部静脉的解剖特点是(　)

A. 静脉瓣少而坚韧

B. 不易使血液反流

C. 两眼眶外侧与口角连线区域称危险三角区

D. 三角区内的感染处理不当易逆行传入颅内

E. 属颈外静脉分支

30. 称为智齿的是(　)
   A. 第一磨牙
   B. 第二磨牙
   C. 第三磨牙
   D. 第四磨牙
   E. 尖牙
31. 应隔离治疗的皮肤病是(　)
   A. 带状疱疹
   B. 盘状红斑狼疮
   C. 疥疮
   D. 药物性皮炎
   E. 丘疹样荨麻疹
32. 湿疹急性期皮疹无糜烂渗液者外搽(　)
   A. 硼酸软膏
   B. 氧化锌油
   C. 水杨酸软膏
   D. 炉甘石洗剂
   E. 氧化锌糊剂
33. 疥疮皮损好发于(　)
   A. 头部、面部和颈部
   B. 胸背部及腰部
   C. 四肢的伸侧
   D. 臀部及双下肢，手掌及足背
   E. 指缝、腕部屈侧、下腹部、股内侧
34. 不符合皮肤病外用药剂型选择原则的是(　)
   A. 急性炎症性皮损，仅有潮红、斑丘疹而无糜烂，选用粉剂或振荡剂
   B. 有水疱选用湿敷
   C. 糜烂、渗出时选用软膏
   D. 亚急性炎症性皮损可选用油剂、糊剂或乳剂
   E. 慢性炎症性皮损选用软膏、糊剂或硬膏

35. 皮肤病最常见的自觉症状是(　)

A. 疼痛

B. 烧灼感

C. 皮疹

D. 麻木感

E. 瘙痒

B 型（配伍选择题）

(1～4 题共用备选答案)

A. 睫状体充血

B. 睑结膜、穹窿结膜充血

C. 上穹隆和上睑结膜充血

D. 角膜充血

E. 睫状体充血，角膜后有沉着物

1. 沙眼最常见的充血部位是(　)
2. 急性结膜炎最常见的充血部位是(　)
3. 急性闭角型青光眼最常见的充血部位是(　)
4. 急性虹膜睫状体炎最常见的充血部位是(　)

(5～7 题共用备选答案)

A. 利特尔动脉丛或克氏静脉丛

B. 鼻 - 鼻咽动脉丛

C. 鼻中隔后部动脉性出血

D. 下鼻道距下鼻甲前端 1～1.5cm 下鼻甲附着处

E. 下鼻道距下鼻甲中段下鼻甲附着处 1～1.5cm

5. 上颌窦穿刺部位为(　)
6. 老年人鼻出血部位为(　)
7. 小儿及青少年鼻出血部位为(　)

(8～10 题共用备选答案)

A. Ⅰ型超敏反应

B. Ⅱ型超敏反应

C. Ⅲ型超敏反应

D. Ⅳ型超敏反应
E. 人工被动免疫反应

8. 扁桃体炎导致的自身变态反应疾病属于(　)
9. 角膜移植后排斥反应属于(　)
10. 变应性鼻炎属(　)

C 型（比较选择题）

(1 ~2 题共用备选答案)

A. 颅底骨折
B. 内分泌疾患
C. 两者均是
D. 两者均否

1. 鼻出血的常见原因是（　）
2. 鼻腔感染的主要原因是（　）

(3 ~5 题共用备选答案)

A. 急性喉炎
B. 中耳炎
C. 两者均是
D. 两者均否

3. 急性扁桃体炎的并发症有(　)
4. 喉头梗阻的常见原因有(　)
5. 咽鼓管功能障碍可致(　)

X 型（多项选择题）

1. 属于青光眼危险因素的有(　)
   A. 高眼压
   B. 糖尿病
   C. 心血管疾病
   D. 近视眼
   E. 青光眼家族史
2. 下列叙述正确的是(　)

A. 正常人眼压呈正态分布
B. 眼压在 10～21mmHg 属于安全眼压，不会发生青光眼
C. 不能认为 >21mmHg 的眼压为病理值
D. 眼压 >21mmHg 可能只是高眼压症
E. 正常人眼压通常在 10～21mmHg

3. 视网膜中央动脉阻塞的临床特征是(　)
A. 一眼突然发生无痛性完全失明
B. 常见视网膜出血
C. 樱桃红斑
D. 视网膜动脉变细
E. 视网膜混浊水肿

4. 由糖尿病引起的眼部并发症有(　)
A. 虹膜红变
B. 新生血管性青光眼
C. 虹膜睫状体炎
D. 晶状体屈光度变化
E. 白内障

5. 角膜移植术护理包括(　)
A. 术前 1% 匹罗卡品滴眼缩瞳
B. 用 1% 泼尼松龙滴眼以预防排斥反应
C. 术后观察角膜有无混浊和水肿
D. 用 1% 阿托品滴眼以防止虹膜粘连
E. 睡前戴金属眼罩以防角膜碰伤

6. 气管切开术后并发症有(　)
A. 皮下气肿
B. 纵隔气肿
C. 气胸
D. 出血
E. 拔管困难

7. 梅尼埃病主要临床表现包括(　)
A. 眩晕

B. 幻觉
C. 耳鸣
D. 波动性听力下降
E. 耳胀感

8. 下列对鼻咽癌的描述正确的是( )
A. 无地理分布及种族分布特点
B. 在黄种人中发病率高
C. 高发于青少年
D. 与EB病毒感染有密切关系
E. 与吸烟有密切关系

9. 颞下颌关节脱位的处理包括( )
A. 及时复位是最佳治疗方法
B. 复位时取半卧位
C. 复位时需3人配合
D. 复位后限制下颌活动
E. 复位后固定下颌2~3周

10. 鼻源性头痛的特点是( )
A. 多为钝痛、隐痛
B. 多伴有鼻腔、鼻窦的病变
C. 鼻腔收缩后疼痛可减轻
D. 有时间和部位规律
E. 疼痛的部位常和受累的鼻有关

11. 面部疖肿易引起海绵窦感染的原因是( )
A. 面部血管丰富，循环良好
B. 面部淋巴管丰富
C. 面部静脉无瓣膜
D. 鼻腔和颅腔相近，感染直接扩散
E. 面部静脉与海绵窦相通

12. 上颌窦穿刺冲洗术应注意( )
A. 穿刺部位和方向正确
B. 切忌注入空气

C. 冲洗时应密切观察患者的眼球和面颊部
D. 若疑发生气栓，应急置患者头高位和右侧卧位
E. 冲洗时若有较大阻力，应停止冲洗，寻找原因

13. 智齿冠周炎的临床表现有(　)
A. 龈瓣充血
B. 龈袋内有脓性物
C. 冠周脓肿
D. 第一、第二磨牙阻生
E. 第三磨牙阻生

14. 口腔的生理功能有(　)
A. 咀嚼功能
B. 吮吸功能
C. 辅助吞咽、呼吸功能
D. 感觉功能
E. 语言功能

15. 急性牙髓炎的临床特点包括(　)
A. 自发性阵发性痛
B. 夜间痛
C. 温度诱发或加重疼痛
D. 疼痛不能定位
E. 明显叩痛

16. 下列哪些属于皮肤病的原发性损害(　)
A. 风团
B. 溃疡
C. 皲裂
D. 脓疱
E. 丘疹

17. 皮肤病的护理应(　)
A. 避免患者食用辛辣食物及饮酒
B. 对传染性皮肤病患者做好消毒隔离
C. 对皮损处理应注意消毒隔离和无菌操作

D. 涂药前，用肥皂洗净皮损面

E. 嘱药疹患者牢记致敏药物，避免再使用

二、填空题

1. 急性虹膜睫状体炎患者视力________，瞳孔________，睫状体________。
2. 急性结膜炎患者________和________充血。
3. 颞下颌关节脱位的治疗方法通常是进行________。
4. 牙周炎晚期的四大特征是________、________、________、________。
5. 妇女在妊娠期的________和________不能拔牙。
6. 带状疱疹是由________引起的皮肤病，儿童首次感染时引起________，成年人则常引起________。皮损特点：通常沿________分布。一般不超过体表正中线。

三、判断题（正确的在括号内打√，错误的打×）

1. 屈光不区分为近视和远视两种。（ ）
2. 瞳孔呈垂直椭圆形散大是急性闭角型青光眼的临床特点之一。（ ）
3. 沙眼是沙眼支原体感染引起的。（ ）
4. 耳源性颅内并发症患者禁用影响瞳孔的药物，诊断不明者不用镇痛药。（ ）
5. 鼻出血的首选止血方法是结扎止血法。（ ）
6. 由于右侧主支气管管腔粗短与气管纵轴角度较小，故异物常易落入右侧。（ ）
7. 耳源性脑脓肿患者头痛剧烈时应及时使用镇痛药，以防颅内压增高。（ ）
8. 萎缩性鼻炎患者鼻甲水肿，鼻腔宽大，腺体水肿致鼻腔干燥。（ ）
9. 急性化脓性中耳炎常为急性上呼吸道感染或急性传染病的并发症。（ ）

10. 喉癌的病因可能与重度吸烟、饮酒、空气污染、病毒感染及癌前期病变有关。( )
11. 单纯疱疹由单纯疱疹病毒引起，人类单纯疱疹病毒 1 型主要引起生殖器部位的皮肤黏膜以及新生儿的感染。( )

四、名词解释

1. 白内障
2. 青光眼
3. 阻塞性睡眠呼吸暂停低通气综合征
4. 急性喉阻塞
5. 面部危险三角
6. 龋齿

五、简答题

1. 试述老年性白内障的分期及最佳手术期。
2. 试述耳源性颅内并发症的护理要点。
3. 试述复发性口腔溃疡的临床表现。
4. 带状疱疹与单纯疱疹有何区别?
5. 皮肤具有哪些生理功能?

答案与解析

一、选择题

A 型（最佳选择题）

1. 【答案】A；急性闭角性青光眼患者角膜呈雾状混浊。

2. 【答案】A；沙眼的防治包括一人一巾，局部滴 15% 磺胺醋酰钠眼药水，使用过的用具在阳光下晒 6 小时，滴完眼药后洗手，保持手及眼睛的清洁。

3. 【答案】B；毛果芸香碱激动瞳孔括约肌的 M 胆碱受体使瞳孔缩小，此时虹膜向中心拉紧，虹膜根部变薄，前房角间隙扩大，房水流出量增加，使眼内压下降。

4. 【答案】C；角膜移植术后角膜内皮排斥反应一般发生在术后第 10 ~ 15 天。

5. 【答案】A；闭角性青光眼应迅速降低眼压，减少组织损害，积极挽救视力。待眼压恢复正常后可考虑手术治疗。

6. 【答案】B

7. 【答案】E；匹罗卡品（毛果芸香碱）在眼病中用于使瞳孔缩小，缩瞳使前房角间隙扩大，房水易回流，降低眼压，治疗青光眼。

8. 【答案】D；每次滴 1 ~ 2 滴为宜。

9. 【答案】C

10. 【答案】C；开角性青光眼的手术治疗时间应在应用各种药物而且在最大药量治疗下眼压仍不能控制时。

11. 【答案】B；阿托品通过阻断 M 胆碱受体的作用，降低眼内血管壁的通透性，扩瞳。

12. 【答案】E；本题考查眼科结膜炎的治疗。结膜炎的治疗原则：针对病因治疗，局部给药为主，必要时全身用药。急性期忌包扎患眼。治疗方法：滴眼剂滴眼，眼膏涂眼，冲洗结膜囊，全身治疗。A 项正确，冲洗结膜囊：当结膜囊分泌物较多时，可用无刺激性的冲洗液（生理盐水等）冲洗，每天 1 ~ 2 次，以清除结膜囊内的分泌物。B 项正确，冷敷可缓解眼部不适，减少细菌繁殖，属于结膜炎的治疗。C 项正确，针对病因治疗，局部给药为主，必要时全身用药。D 项正确，严重的结膜炎如淋球菌性结膜炎和衣原体性结膜炎，除了局部用药外还需全身使用抗生素或磺胺药。E 项错误，急性期忌包扎患眼。不要遮盖患眼，因结膜炎时分泌物很多，如果把患眼遮盖，分泌物不易排出，而集存于结膜囊内，且遮盖后会使结膜囊温度升高，更有利于细菌的繁殖，使结膜炎加剧。

13. 【答案】C；外耳道异物脱水再取出适用于植物性或遇水膨胀的异物（A 错）。活动性异物应先使其停止活动（B 错）。耵聍钩适用于尖锐异物，且会使活动性异物受惊乱窜，造成二次损伤，不能用耵聍钩取出活物（D错）。多数昆虫不会后退和在外耳道旋转，不能自行爬出（E错）。

14.【答案】D；颞下颌关节急性脱位后，应及时复位。复位后，为了使被牵拉过度受损的韧带、关节盘诸附着和关节囊得到修复，必须在复位后固定下颌2～3周，限制开颌运动，开口不宜超过1cm。

15.【答案】C；大便时用力过猛可造成颅内压升高，导致严重后果。

16.【答案】A；咽鼓管是连接鼓室和鼻咽部的管道，前内侧2/3为软骨部，后外侧1/3为骨部，咽鼓管以咽鼓管咽口开口于鼻咽部的侧壁，以咽鼓管鼓室口开口于鼓室的前壁。平时咽鼓管咽口处于关闭的状态，仅在用力张口和吞咽时暂时开放，维持骨膜内外的压力平衡。

17.【答案】D；气管异物导致呼吸困难，以吸气性呼吸困难为主，出现喉鸣音、三凹征、面色青紫和口唇发绀。

18.【答案】C；影响瞳孔变化的药物多可影响颅内压的改变，所以应禁用。

19.【答案】E；外耳道疖为外耳软骨部毛囊皮脂腺化脓性感染，应用鱼石脂甘油滴耳，疖肿成熟时应尽早切开引流，早期应用抗生素治疗，禁忌热敷，以免细菌或毒素入血导致严重后果。

20.【答案】E；鼻咽癌的症状为早期回吸鼻涕后痰中带血，颈淋巴结肿大，耳鸣耳闭塞感，听力减退，早期不出现贫血。

21.【答案】A；咽部的淋巴组织包括腺样体、腭扁桃体、舌扁桃体和咽鼓管扁桃体。

22.【答案】B；严格掌握扁桃体的手术指征是为了避免免疫监视障碍。

23.【答案】C；耳源性颅内并发症有硬脑膜外脓肿、化脓性脑膜炎、乙状窦血栓性静脉炎、脑脓肿和硬脑膜下脓肿。

24.【答案】A；智齿冠周炎的主要症状为牙冠周围软组织肿胀疼痛，炎症影响咀嚼肌可引起不同程度的张口受限，波及咽侧则出现吞咽疼痛，咀嚼、进食及吞咽困难。

25.【答案】C；龋齿能引起牙齿色、形、质的变化，可完全丧失咀嚼器官的功能及完整性，引起牙槽及颌骨的炎症，牙本质逐渐破坏消失，影响营养物质的吸收，不利于身体健康。

26.【答案】B；本题考查疥疮的流行特点。疥疮由人型疥螨通过直接接触（包括性接触）而传染，也可通过患者使用过的被褥、衣物而间接传染易在家庭及接触者之间传播流行。

27.【答案】D；上颌窦位置高，窦腔大，易感染，不易引流。

28.【答案】E；牙本质过敏的症状特点为激惹性痛，刺激去除后疼痛即消失，用探针在牙面可找到过敏点，温度刺激可导致疼痛。

29.【答案】D；口腔颌面部静脉无静脉瓣，鼻根至两侧口角之间的三角区为危险三角，属于颈内静脉的分支。

30.【答案】C；智齿是第三磨牙，是正常牙列从中线到背面的第八颗牙齿，是牙列中最靠后的牙齿。第三磨牙也被称为智齿，在智齿生长方面，个体之间存在很大差异。第三磨牙的一部分甚至全部嵌入软组织或颌骨。

31.【答案】C；疥疮是由疥螨引起的接触性传染性皮肤病，易在家庭和集体宿舍内传播流行。应注意隔离治疗。

32.【答案】D；湿疹急性期仅有红肿、丘疹、水疱者，用炉甘石洗剂。

33.【答案】E；疥疮皮损好发于皮肤薄嫩处，如指缝、腕部屈侧、下腹部、股内侧、肘窝、腋窝、女性乳房下部和外生殖器等部位。

34.【答案】C

35.【答案】E；皮肤病患者会出现疼痛或者是瘙痒的感觉，大部分患者在瘙痒时，都会选择用手去抓挠，抓挠之后会加剧疼痛。

B型（配伍选择题）

1.【答案】C

2.【答案】B

3.【答案】A

4.【答案】E

5.【答案】D；上颌窦穿刺部位为下鼻道距下鼻甲前端1～1.5cm下鼻甲附着处。

6.【答案】C；中老年人多见于鼻腔后部的鼻－鼻咽静脉丛及鼻中隔后部动脉出血。

7.【答案】A；儿童及青少年鼻出血的部位发生在鼻中隔前下方的易出血区，即利特尔动脉丛。

8.【答案】C；很少情况下，急性扁桃体炎还可引起身体其他系统疾病。一般认为，这些并发症的发生与个别靶器官对链球菌所产生的Ⅲ型变态反应相关。也就是说，迟发型抗原－抗体反应可以引起后链球菌疾病，可累及肾、大关节或心脏，引起急性肾小球肾炎、急性风湿热、风湿性心内膜炎。Ⅲ型超敏反应是由抗原和抗体结合形成中等大小的可溶性免疫复合物沉积于局部或全身多处毛细血管基底膜后激活补体，并在中性粒细胞、血小板、嗜碱性粒细胞等效应细胞参与下，引起的以充血水肿、局部坏死和中性粒细胞浸润为主要特征的炎症反应和组织损伤。

9.【答案】D；角膜移植后排斥反应属于Ⅳ型超敏反应，即迟发型超敏反应。

10.【答案】A；变应性鼻炎是指特应性个体接触变应原后，主要由IgE介导的介质（主要是组胺）释放，并有多种免疫活性细胞和细胞因子等参与的鼻黏膜非感染性炎性疾病，属Ⅰ型超敏反应。

C型（比较选择题）

1.【答案】C；鼻出血的常见原因是颅底骨折、内分泌疾患。

2.【答案】D

3.【答案】C；急性扁桃体炎的局部并发症：炎症波及邻近组织，常导致扁桃体周脓肿、急性中耳炎、急性鼻炎鼻窦炎、急性喉炎、急性淋巴结炎、咽旁脓肿等。全身并发症：急性扁桃体炎可引起全身各系统许多疾病，常见有急性风湿热、急性关节炎、急性骨髓炎、心肌炎及急性肾炎等。一般认为这些并发症的发生与各个靶器官对链球菌所产生的Ⅲ型变态反应有关。

4.【答案】A；喉头梗阻的常见原因有：①急性喉炎；②喉气管异物；③喉外伤；④喉部肿瘤；⑤其他，如过敏性疾病、破伤风等。

5.【答案】B；咽鼓管功能障碍往往表现于咽鼓管的炎症，咽鼓管一侧开口在鼓膜内侧，连通着耳道、内耳，还有一个开口连通咽部。如果患者有鼻炎或者咽炎，会通过咽鼓管逆行到内耳，引起中耳炎。如果耳部有炎症，往往从耳部蔓延到咽部，引发咽炎。咽鼓管功能障碍往往是由于它的炎症，导致瘀阻不畅引起的。所以这种障碍有可能会引中耳炎、咽炎，引发和加重鼻炎这一系列的疾病。

X型（多项选择题）

1.【答案】ABCDE；青光眼危险因素有：种族、年龄、近视眼（D对）及青光眼家族史（E对），以及任何可引起视神经供血不足的情况，如心血管疾病（C对）、糖尿病（B对）、血液流变学异常等。而高眼压（4对）是目前唯一得到证实和青光眼视神经损害直接相关的危险因素，眼压越高，持续时间越长，视神经损害的风险越大。

2.【答案】CDE

3.【答案】ACDE；视网膜中央动脉阻塞的临床特征是：一眼突然发生无痛性完全失明；视网膜混浊水肿，尤其是后极部，但在中心凹，可透见其深面的脉络膜橘红色反光，在周围灰白色水肿衬托下，形成樱桃红斑；视网膜动脉变细，少见视网膜出血。数周后，视网膜水肿消退，但视盘苍白，视网膜萎缩，血管变细呈白线状。

4.【答案】ABCDE；虹膜红变、新生血管性青光眼、虹膜睫状体炎对、晶状体屈亮度变化、白内障均为糖尿病引起的眼部并发症。

5.【答案】ABCDE；角膜移植术护理。（1）术前护理：①有炎症者应先治疗后手术。②术前0.5小时快速静脉滴注20%甘露醇降低眼压。③术前1%匹罗卡品滴眼缩瞳，使瞳孔保持在

2mm 左右，便于手术中缝合。

（2）术后护理：①戴硬性眼罩保护术眼，尤其是睡眠或打盹时。②密切观察角膜感染和角膜排斥反应。③手术 24 小时后，每天换药。植片平整，可改用眼垫包扎，至刺激症状基本消退为止；若植片不平整，应适当延长包扎时间。

6.【答案】ABCDE；气管切开术后并发症有：①出血；②皮下气肿；③气胸；④套管脱出；⑤气管食管瘘；⑥喉、气管狭窄；⑦拔管困难。

7.【答案】ACDE；梅尼埃病是指一种原因不明的，以膜迷路积水为主要病理特征，以发作性眩晕、波动性耳聋和耳鸣为主要临床症状的内耳病。其临床特点是发作性眩晕，波动性、渐进性耳聋、耳鸣及耳胀满感。

8.【答案】BD；黄种人鼻咽癌发病率高；鼻咽癌与 EB 病毒感染有密切关系。

9.【答案】ADE；颞下颌关节脱位的治疗原则是尽快手法复位，并限制下颌活动 2 周左右，复位前应注意消除患者紧张情绪，有时可按摩颞肌及咬肌。

10.【答案】ABCDE

11.【答案】CE；由于面部静脉无瓣膜，血液可双向流动，挤压三角区的炎性疖肿时，可使感染沿丰富的静脉血管扩散，再经小静脉流入内眦静脉、眼静脉逆向流入颅内海绵状静脉窦，引起海绵状静脉窦血栓性静脉炎，发生海绵状静脉窦炎或颅内脓肿而危及生命。

12.【答案】ABCE；上颌窦穿刺冲洗术应注意：①穿刺部位和方向正确（A 对）；②切忌注入空气（B 对）；③注入生理盐水时如遇阻力，应适当调整，若仍有较大阻力，应停止冲洗，寻找原因（E 对）；④冲洗时应密切观察患者的眼球和面颊部（C 对）；⑤穿刺过程中若患者出现晕厥等意外，应立即停止当前操作，让患者平卧并采取相应处理；⑥拔除穿刺针后，若出血不止，可压迫止血；⑦若疑发生气栓，应急置患者头低位和左侧卧位（D 错），并立即给予吸氧及其他急救措施。

13. 【答案】ABCE；智齿冠周炎是指智齿（第三磨牙）萌出不全或阻生时，牙冠周围软组织发生的炎症。主要发生于18～30岁的青年。临床以下颌第三磨牙冠周炎最为多见。

14. 【答案】ABCDE；口腔是消化道的起端，具有摄食、咀嚼、吞咽、协助语言及发音等功能，有时可代替鼻腔，保持呼吸。

15. 【答案】ABCD；急性牙髓炎（包括慢性牙髓炎急性发作）的主要症状是剧烈疼痛，具有典型的临床特点。如是自发性阵发性痛，夜间痛，温度刺激会加剧疼痛。在牙髓炎晚期，还表现为“热痛冷缓解”的特点、热刺激会产生剧痛，相反冷空气或凉水可缓解疼痛。疼痛发作时，患者大多不能明确指出患牙所在，并且疼痛常常放射至患牙同侧的上、下颌牙齿或头面部（疼痛不能定位）。

16. 【答案】ADE；皮肤原发性损害包括斑疹、丘疹、斑块、结节、水疱/大疱、脓疱、风团、囊肿。

17. 【答案】ABCE；皮肤病患者不能用肥皂洗患处，肥皂有刺激性，会加重皮损。

二、填空题

1. 【答案】减退　变形　充血

2. 【答案】睑结膜　穹窿结膜

3. 【答案】手法复位

4. 【答案】牙周袋形成　牙龈炎症　牙槽骨吸收　牙齿松动

5. 【答案】前3个月　后3个月

6. 【答案】水痘－带状疱疹病毒　水痘　带状疱疹　一侧周围神经

三、判断题（正确的在括号内打√，错误的打×）

1. 【答案】×

2. 【答案】√

3. 【答案】×

4.【答案】√

5.【答案】×

6.【答案】√

7.【答案】×

8.【答案】×

9.【答案】√

10.【答案】√

11.【答案】×

四、名词解释

1.【答案】透明的晶状体由于某种原因变混浊称为白内障。

2.【答案】当眼球内的压力（眼压）超越了眼球内部组织，特别是视神经所能承受的限度，引起视神经萎缩和视野缺损时，称为青光眼。

3.【答案】阻塞性睡眠呼吸暂停低通气综合征是由于上呼吸道阻塞造成的睡眠过程中的呼吸暂停现象。一般是指成年人在7小时的夜间睡眠中，至少有30次呼吸暂停，每次发作时，口、鼻气流停止流通至少10秒以上。

4.【答案】急性喉阻塞是因喉部或邻近组织的病变，引起喉腔肿胀或狭窄，使喉部通道发生阻塞，导致以呼吸困难为主的症候群。

5.【答案】面部危险三角是指从鼻根到两侧口角连线形成的三角区。该区内静脉缺少瓣膜，并与海绵窦相通，感染可引起严重的颅内并发症，故称为危险三角。

6.【答案】龋齿是牙齿硬组织包括牙釉质及牙本质逐渐破坏消失的一种疾病。

五、简答题

1.【答案】老年性白内障分为初发期、未成熟期、成熟期、过成熟期，其中成熟期为最佳手术期。

2.【答案】耳源性颅内并发症的护理要点如下。①密切观察生命体征、瞳孔及神志变化，并做好护理记录。②高热或昏迷患者按高热及昏迷护理常规。③疑有脑脓肿者，应严格卧床休息。④便秘者给予缓泻剂，嘱患者大便时勿用力过猛。⑤患者如有剧烈头痛、喷射性呕吐及瞳孔变化时，应及时通知医师进行处理。⑥禁用影响瞳孔的药物，诊断不明者不用镇痛药。⑦有明显开颅手术指征者，须剃光头，并做好术前准备。

3.【答案】复发性口腔溃疡的临床表现为：口腔黏膜反复出现孤立的圆形或椭圆形浅层小溃疡，可单发或多发在口腔黏膜的任何部位，有剧烈的自发性疼痛，病程呈自限性，一般 10 天左右可自愈。

4.【答案】带状疱疹与单纯疱疹的区别如下：

（1）带状疱疹是由水痘－带状疱疹病毒引起的一种急性水疱性皮肤病。儿童首次感染时引起水痘，成年人则常引起带状疱疹。好发于腰背部，通常沿一侧周围神经分布，一般不超过体表正中线。损害表现为群集米粒至小豆大水疱，周围有红晕，呈带状排列。本病以剧烈疼痛为特征。

（2）单纯疱疹是单纯疱疹病毒引起的。人类单纯疱疹病毒 1 型主要引起生殖器以外的皮肤、黏膜和器官的感染；2 型主要引起生殖器部位的皮肤黏膜以及新生儿的感染。

5.【答案】皮肤的生理功能主要有屏障作用、感觉作用、调节体温和分泌、排泄、吸收、代谢及参与免疫反应等作用。

第八章

传染病护理学

一、选择题

A 型（最佳选择题）

1. 确定一种传染病的隔离期是根据该患者(　　)
   A. 传染性大小
   B. 病情严重程度
   C. 病程的长短
   D. 潜伏期的长短
   E. 病原体类型
2. 下列哪项属于甲类传染病(　　)
   A. 狂犬病
   B. 麻疹
   C. 肺结核
   D. 麻风病
   E. 霍乱
3. 传染性肝炎患者排泄物的处理最好选用(　　)
   A. 来苏
   B. 苯扎溴铵（新洁尔灭）
   C. 漂白粉
   D. 石炭酸
   E. 乳酸
4. 预防肠道传染病的综合措施中，应以（　　）环节为主

A. 隔离治疗患者
B. 隔离治疗带菌者
C. 切断传播途径
D. 疫苗预防接种
E. 接触者预防服药

5. 流行性乙型脑炎的传播途径是(　)
A. 患者排泄物直接或间接传播
B. 伤口分泌物传播
C. 血液或注射器传播
D. 飞沫或鼻咽分泌物传播
E. 昆虫传播

6. 下列发疹性感染中，皮疹出现最早的是(　)
A. 水痘、风疹
B. 猩红热
C. 麻疹
D. 斑疹伤寒
E. 伤寒

7. 保护易感人群采用的各种免疫措施中最重要的是(　)
A. 转移因子等免疫激活剂
B. 高效价免疫球蛋白
C. 丙种球蛋白
D. 疫苗或菌苗
E. 药物预防

8. 流行性乙型脑炎的治疗重点是积极处理(　)
A. 高热、惊厥、循环衰竭
B. 高热、惊厥、呼吸衰竭
C. 高热、惊厥、昏迷
D. 昏迷、惊厥、呼吸衰竭
E. 高热、昏迷、休克

9. 有关水痘－带状疱疹的流行病学特点的描述，错误的是(　)
A. 患者是唯一的传染源

B. 主要通过直接接触水痘疱疹液和空气传播
C. 处于潜伏期的供血者可通过输血传播
D. 人群普遍易感水痘，主要是儿童发病，20 岁以后发病者 < 2%
E. 病后免疫力持久，体内高效价抗体能清除潜伏的病毒

10. 接触疑似严重急性呼吸综合征（非典）患者和临床诊断患者的医务人员，脱离隔离区后需进行医学观察的天数为(　)
A. 1 周
B. 8 天
C. 15 天
D. 10 ~ 14 天
E. 6 天

11. 手足口病的好发季节是（　）
A. 1 ~ 2 月
B. 4 ~ 7 月
C. 8 ~ 9 月
D. 10 ~ 12 月
E. 全年

12. 手足口病的多发年龄是(　)
A. 5 岁以下
B. 2 岁以下
C. 学龄前
D. 18 岁以下
E. 各种年龄

13. 艾滋病病毒（HIV）不能通过下列哪种途径传播(　)
A. 性接触
B. 输血
C. 母婴
D. 握手
E. 共用注射器注射

B型（配伍选择题）

(1～2题共用备选答案)

A. 高热量、少渣、易消化的流质或半流质饮食
B. 清淡饮食
C. 高脂饮食
D. 低盐饮食
E. 普通饮食

1. 伤寒患者的饮食应是(　)
2. 肝炎患者的饮食应是(　)

(3～4题共用备选答案)

A. 毒血症
B. 菌血症
C. 败血症
D. 脓毒血症
E. 变应性亚败血症

3. 细菌在血流中短暂出现，无明显毒性症状(　)
4. 人体对微生物感染所引起的全身性炎症反应(　)

X型（多项选择题）

1. 下列哪项属于乙类传染病(　)
A. 鼠疫
B. 流行性出血热
C. 麻疹
D. 流行性腮腺炎
E. 梅毒

2. 经血液传播的传染病有(　)
A. 艾滋病
B. 百日咳
C. 肺结核
D. 乙型病毒性肝炎

E. 脊髓灰质炎

3. 下列哪项属于主动免疫制剂(　)

A. 疫苗

B. 菌苗

C. 抗毒素

D. 类毒素

E. 丙种球蛋白

4. 可接种丙种球蛋白进行被动免疫预防的疾病是(　)

A. 甲型病毒性肝炎密切接触者

B. 麻疹密切接触者

C. 丙型病毒性肝炎密切接触者

D. 脊髓灰质炎密切接触者

E. 戊型病毒性肝炎密切接触者

5. 可用普通显微镜检查涂片来确定病原体而确诊的疾病是(　)

A. 血液涂片检查微丝蚴

B. 骨髓涂片检查疟原虫

C. 皮肤瘀斑涂片检查脑膜炎奈瑟菌

D. 肝脏脓液涂片检查阿米巴原虫

E. 粪便涂片检查痢疾杆菌

6. 根据《传染病防治法》，对下列哪些疾病应采取强制性隔离(　)

A. 艾滋病患者

B. 狂犬病患者

C. 肺炭疽病患者

D. 鼠疫患者和病原携带者

E. 霍乱患者和病原携带者

7. 严重急性呼吸综合征（非典）患者出院必须具备的标准是(　)

A. 体温正常7天以上

B. 呼吸系统症状明显改善

C. X线胸片有明显吸收

D. 心功能恢复正常
E. 肝功能基本正常

8. 传染性非典型肺炎的传播方式为( )
A. 短距离空气飞沫
B. 接触患者呼吸道的分泌物
C. 密切接触
D. 性传播
E. 血液传播

9. 禽流感流行病学接触史是指( )
A. 发病前 1 周内曾到过疫点
B. 有病死禽接触史
C. 与被感染的禽或其分泌物、排泄物等有密切接触
D. 与禽流感患者有密切接触
E. 实验室从事有关禽流感病毒研究

10. 能够灭活肠道病毒的因素有( )
A. 胃酸
B. 高锰酸钾
C. 紫外线照射
D. 漂白粉
E. 乙醚

11. 下列哪些消毒方法可以用于对 HIV 的消毒( )
A. 56℃，30 分钟
B. 0.2% 的次氯酸钠
C. 0.1% 的甲醛
D. γ 射线
E. 紫外线

12. 感染 HIV 后，下列哪些物质可能具有传染性( )
A. 精液
B. 血液
C. 乳汁
D. 艾滋病患者的骨灰

E. 眼泪

13. HIV 感染的高危人群有（　）
 A. 同性恋者
 B. 性乱交者
 C. 静脉吸毒者
 D. 医务工作者
 E. 住同一宿舍者

14. 目前抗 HIV 的药物有（　）
 A. 核苷类逆转录酶抑制剂
 B. 非核苷类逆转录酶抑制剂
 C. 博来霉素
 D. 蛋白酶抑制剂
 E. 戊烷脒

15. 世界卫生组织将 HIV 感染分为 A、B、C 三大类，C 类包括（　）
 A. 严重机会性感染
 B. 淋巴肿大
 C. 神经系统症状
 D. 肿瘤
 E. 消化系统症状

二、填空题

1. 急性传染病的发生、发展和转归，通常分为潜伏期、________、________、________4 个阶段。
2. 隔离的种类有 8 种，指________、________、________、________和肠道隔离、引流物/分泌物隔离、血液/体液隔离及保护性隔离。
3. 流行过程的基本条件是________、________、________。
4. 乙型病毒性肝炎为________隔离，狂犬病为________隔离。
5. 按传染病流行的强度与广度可将其流行性分为________、________、________与________。

6. 传染病常见的热型有稽留热、________、________、________和________。
7. 严重急性呼吸综合征（非典）主要传播途径包括________、________、________。
8. 与严重急性呼吸综合征（非典）患者有接触史者，应进行医学观察或隔离，一般为________天。
9. 人感染高致病性禽流感的主要传播途径是________。
10. 手足口病主要是由________引起的传染病。
11. 手足口病主要的侵犯部位是________、________、________、________4个部位。
12. AIDS的传染源为________、________。
13. ________是艾滋病传播的最主要途径。
14. 艾滋病的潜伏期为________年。

三、判断题（正确的在括号内打√，错误的打×。）

1. 传染病检疫期限的确定是依据该病的平均潜伏期。（ ）
2. 对消化道传染病起主导作用的预防措施是切断传播途径。（ ）
3. 病原体入侵人体后是否引起疾病，主要取决于病原体的致病力和机体的免疫功能。（ ）
4. 通用的隔离标志橙色代表接触隔离。（ ）
5. 乙型病毒肝炎是全身性病毒感染，可出现肝外多脏器损害。（ ）
6. 严重急性呼吸综合征（非典）患者外周白细胞计数一般均升高。（ ）
7. 严重急性呼吸综合征（非典）患者早期不能用抗病毒药。（ ）
8. 严重急性呼吸综合征（非典）病区空气消毒可用0.5%的过氧乙酸喷雾。（ ）
9. 严重急性呼吸综合征（非典）的潜伏期患者和恢复期患者均有很强的传染性。（ ）
10. 保护严重急性呼吸综合征（非典）易感者的最好办法是注射有效的疫苗。（ ）

11. 成年人感染手足口病后多不发病，但能够传播病毒。（　）
12. 新生儿手足口病发生全身感染影响心、脑、肝等重要器官时，病情常危重，愈后差。（　）
13. 手足口病患儿的衣物、玩具等用品可用煮沸或紫外线照射进行消毒。（　）

四、名词解释

1. 潜伏性感染
2. 易感者
3. 回归热
4. 传染性非典型肺炎
5. 艾滋病

五、简答题

1. 试述急性重症肝炎的临床特点。
2. 试述乙肝三大抗原抗体系统及其临床意义。
3. 试述传染病的流行病学特征。
4. 简述人感染高致病性禽流感的并发症。
5. 试述 HIV 职业暴露的传染源。

答案与解析

一、选择题

A 型（最佳选择题）

1. 【答案】D；传染病的隔离时间取决于潜伏期的长短。

2. 【答案】E；甲类传染病是鼠疫、霍乱。

3. 【答案】C；肝炎患者的排泄物用漂白粉或 20% 的漂白粉乳液 +5% 优氯净混合后静置消毒 1 ~2 小时再倾倒。

4. 【答案】C；隔离是指把传染期内的患者或病原携带者置于不能传给他人的条件下，防止病原体向外扩散，便于管理、消毒和治疗。隔离的种类包括严密隔离、呼吸道隔离、消化道隔离、接触隔离和昆虫隔离。

5. 【答案】E；流行性乙型脑炎是人畜共患的自然疫源性疾病，蚊虫是乙脑的主要传播途径。

6. 【答案】A；典型麻疹经 3 ~ 4 天前驱期后，进入出疹期；风疹前驱期短暂或无，常于发热第 1 ~ 2 天出疹；水痘少有前驱症状如低热、不适等，持续 1 ~ 2 天发疹；猩红热经 1 ~ 7 天潜伏期进入出疹期；斑疹伤寒潜伏期平均 1 ~ 3 周；伤寒出疹时间一般在发热第 6 天。

7. 【答案】D；疫苗或菌苗是人工主动免疫的措施，使机体自身的免疫系统产生相关传染病的特异性免疫力，从而预防传染病的发生的措施，是保护易感人群采用的各种免疫措施中最重要的措施。故正确答案为 D。

8. 【答案】B；流行性乙型脑炎简称乙脑，是由乙脑病毒感染导致的中枢神经系统急性传染病。主要病变为脑实质炎症，临床以高热，意识障碍、惊厥、抽搐、呼吸衰竭和脑膜刺激征为特征，发生多在 7 ~ 9 月盛夏时节，具有明显的季节性。

9. 【答案】E

10. 【答案】D

11. 【答案】B；本题考查手足口病的流行特征。手足口病是由肠道病毒引起的传染病，流行形式多样，无明显地区性，世界各地广泛分布，热带和亚热带地区一年四季均可发生，温带地区冬季感染较少，春夏季 4 ~ 7 月可有一明显的感染高峰。B 项正确，手足口病好发于 4 ~ 7 月。故正确答案为 B。

12. 【答案】A

13. 【答案】D；HIV 传播途径包括：性接触传播、血源传播、母婴传播、接受患者人工授精、针头刺伤或皮肤破损处受污染等。

B 型（配伍选择题）

1. 【答案】A；伤寒患者发热期给予高热量易消化的流质或半流质不易产气的食物，少食多餐，鼓励多饮水。退热 1 周后可进低渣半流质或软食。恢复期严格控制饮食量，应逐渐增加，禁食用多纤维、多渣食物。

2.【答案】B

3.【答案】B；菌血症是病原菌由原发部位一时性或间断性侵入血流，但未在血中繁殖，并且无明显中毒症状。

4.【答案】D；脓毒血症是指因感染引起的全身性炎症反应，如体温、循环、呼吸等明显改变的外科感染的统称。

X 型（多项选择题）

1.【答案】BCE；乙类传染病共 27 种，包括严重急性呼吸综合征（非典）、获得性免疫缺陷综合征（艾滋病）、病毒性肝炎、脊髓灰质炎、人感染高致病性禽流感、麻疹、流行性出血热、狂犬病、流行性乙型脑炎、登革热、炭疽、细菌性和阿米巴痢疾、肺结核、伤寒和副伤寒、流行性脑脊髓膜炎、百日咳、白喉、新生儿破伤风、猩红热、布氏菌病、淋病、梅毒、钩端螺旋体病、血吸虫病、疟疾、人感染 H7N9 禽流感、新型冠状病毒感染。

2.【答案】AD；百日咳、肺结核通过空气和飞沫传播。脊髓灰质炎通过粪 - 口途径传播。

3.【答案】ABD；主动免疫常用制剂包括疫苗、菌苗、类毒素。

4.【答案】ABD

5.【答案】ABCD

6.【答案】ACDE；对甲类传染病患者和病原携带者，乙类传染病中的艾滋病患者、炭疽中的肺炭疽患者，予以隔离治疗。

7.【答案】ABC

8.【答案】ABC；传染性非典型肺炎的传播方式为短距离空气飞沫、接触患者呼吸道的分泌物、密切接触。

9.【答案】ABCDE

10.【答案】BCD；能够灭活肠道病毒的因素有高锰酸钾、紫外线照射、漂白粉。

11.【答案】AB；可以用于对 HIV 消毒的是 56℃，30 分钟，以及0.2%的次氯酸钠。

12.【答案】ABCE；感染HIV后，患者的精液、血液、乳汁和眼泪都可能具有传染性。

13.【答案】ABC；感染HIV的高危人群有：同性恋者，性乱交者，吸毒者（静脉吸毒者），经常应用血液制品者，弱势人群（贫困地区的人群），HIV感染母亲所生婴儿，经常接触HIV感染者或其血液标本的人员等。发病年龄主要是50岁以下青壮年。

14.【答案】ABD；目前世界各地治疗HIV主要应用的是抗逆转录酶抑制剂，国际上共有六类30多种药物，我国有五类20余种，常见的有以下几种：①核苷类逆转录酶抑制剂，包括齐多夫定、拉米夫定、阿巴卡韦、恩曲他滨、替诺福韦等；②非核苷类逆转录酶抑制剂，包括奈韦拉平、依非韦伦、依曲韦林；③蛋白酶抑制剂，包括达芦那韦、阿扎那韦、洛匹那韦、利托那韦等；④融合酶抑制剂，如艾博韦泰；⑤整合酶抑制剂，包括多替拉韦、拉替拉韦等。

15.【答案】ACD

二、填空题

1.【答案】前驱期　症状明显期　恢复期

2.【答案】严格隔离　接触隔离　呼吸道隔离　昆媒隔离

3.【答案】传染源　传播途径　人群易感性

4.【答案】血液/体液　接触

5.【答案】散发性发病　流行　大流行　暴发流行

6.【答案】弛张热　间歇热　回归热　马鞍热

7.【答案】近距离飞沫传播　接触传播　实验室传播

8.【答案】14

9.【答案】呼吸道传播

10.【答案】肠道病毒属的柯萨奇病毒

11.【答案】手　足　口　臀

12.【答案】患者　无症状HIV携带者

13.【答案】性接触传播途径

14.【答案】2～10

三、判断题（正确的在括号内打√，错误的打×。）

1.【答案】×

2.【答案】√

3.【答案】√

4.【答案】√

5.【答案】√

6.【答案】×

7.【答案】×

8.【答案】√

9.【答案】×

10.【答案】×

11.【答案】√

12.【答案】√

13.【答案】√

四、名词解释

1.【答案】潜伏性感染：病原体进入人体后潜伏于机体的隐蔽部分，无大量繁殖，也不排出体外，不能被机体的免疫系统识别杀灭，在一定条件下可引起感染。

2.【答案】易感者是指对某一传染病缺乏特异性免疫力的人。

3.【答案】回归热：骤起高热持续数天，高热重复出现，见于回归热、布氏菌病等；在多次重复出现，并持续数月之久时，称为波状热。

4.【答案】传染性非典型肺炎（IAP）是由 SARS 冠状病毒引起的急性呼吸系统传染病，又称为严重急性呼吸综合征（SARS），主要通过短距离飞沫、接触患者呼吸道分泌物及密切接触传播。临床上以急性起病、发热、头痛、肌肉酸痛、乏力、干咳少痰为特征，严重者出现气促或呼吸窘迫。

5.【答案】艾滋病的医学全称是“获得性免疫缺陷综合征”，英语缩写为AIDS，是由艾滋病病毒（HIV）侵入人体后引发的一种病死率极高的严重传染病。人类是艾滋病病毒的唯一携带者。

五、简答题

1.【答案】急性重症肝炎的临床特点为：既往无肝炎病史，起病后10天内出现肝性脑病，黄疸迅速加深，有出血倾向，可出现肝肾综合征，肝脏迅速缩小。

2.【答案】乙肝三大抗原抗体系统及其临床意义如下：

（1）表面抗原（HBsAg）、表面抗体（HBsAb）：表面抗原有抗原性，能激发人体产生抗体，是感染的标记。表面抗体是保护性抗体，阳性者说明有免疫性。

（2）核心抗原（HBcAg）、核心抗体（HBcAb）：核心抗原有感染性也有抗原性，使人体产生核心抗体，此抗体无保护作用。如核心抗体中的乙型肝炎病毒（HBV）的免疫球蛋白（IgM、IgG）中IgM阳性，表示感染正处于急性期，有病毒增殖，而IgG阳性则是既往感染的指标。

（3）E抗原（HBeAg）、E抗体（HBeAb）：E抗原阳性者，说明病毒正在增殖且传染性很强。E抗体阳性者，说明病毒增殖在下降，有传染性，但较弱。

3.【答案】传染病的流行过程有以下特征：

（1）流行性：按传染病流行的强度与广度可分为散发性发病、流行、大流行与暴发流行。

（2）季节性：不少传染病的发病率每年有一定的季节性升高，主要是由于气温的变化与媒介昆虫的繁殖或传播方式易于实现有关。

（3）地方性：有些传染病与寄生虫病由于中间宿主的存在、地理条件、气温条件、人民生活习惯等原因，常具有地方性。

（4）外来性：某些传染病在国内或地区内原不存在，可由国外或外地而来的外来人口或物品从流行区带入。

（5）人群分布性：有的传染病在人群中的分布可与年龄、性别、职业密切相关。

4.【答案】人感染高致病性禽流感进展快、预后差，可出现急性呼吸窘迫综合征、肺出血、胸腔积液、全血细胞减少、肾衰竭、败血症、休克及 Reye 综合征等多种并发症。患者常死于严重呼吸衰竭。

5.【答案】就医务人员而言，工作中常见的 HIV 暴露源包括 HIV 感染者或艾滋病患者的血液、含血体液、精液、阴道分泌物，含 HIV 的实验室样本、生物制品、器官等。由于艾滋病的潜伏期很长，HIV 感染者从外表无法辨认，却具有传染性；另外，因艾滋病没有特异的临床表现，患者常到各科（内科、皮肤科、神经科、口腔科等）就医，就诊时不易及时做出正确诊断，所以，医务人员在临床工作中面对的是潜在的传染源。在医务人员的工作中，许多情况并不会直接接触 HIV 感染者的血液、有感染性的体液或含有 HTV 的其他体液而发生职业暴露，因此也不会感染 HIV。例如，在不直接接触血液和感染性体液的情况下给 HIV 感染者或艾滋病患者做常规体检；接触到 HIV 感染者或艾滋病患者的尿液或汗液；关怀 HIV 感染者或艾滋病患者，和他们谈话、握手。

第九章

老年护理学

一、选择题

A 型（最佳选择题）

1. 哪项不是老年人常见的安全问题( )
   A. 跌倒
   B. 噎呛
   C. 坠床
   D. 血栓
   E. 交叉感染
2. 与膳食营养因素有关的常见老年病除外( )
   A. 冠心病
   B. 糖尿病
   C. 肥胖症
   D. 老年痴呆
   E. 骨质疏松症
3. 对于老年人来说，最容易被接受的触摸部位是( )
   A. 手臂
   B. 肩
   C. 背
   D. 手
   E. 颈部
4. 对老年人进行评估时，室内温度最好保持在( )

A. 16～18℃
B. 18～20℃
C. 20～22℃
D. 22～24℃
E. 24～26℃

5. 下列护理吞咽能力低下的老年人的描述，错误的是(　)
A. 进餐时一般采取坐位或半坐位
B. 偏瘫的老年人可采取侧卧位
C. 进食过程中应有照顾者在旁观察，以防发生事故
D. 进餐前应先喝水润湿口腔
E. 偏瘫的老年人最好是卧于患侧

6. 下列睡眠呼吸暂停综合征护理要点的描述，错误的是(　)
A. 老年人尤其是肥胖者应减少活动量、控制饮食
B. 积极治疗有关疾病
C. 睡前必须避免饮酒和服用镇静、安眠药
D. 根据患者情况指导选用合适的药物，包括呼吸刺激剂及增加上气道开放的药物
E. 养成侧卧睡眠习惯，不加重气道狭窄

7. 下列护理便秘的老年人的描述，错误的是(　)
A. 保证每天的饮水量包括食物中所含的水分在2000～2500ml，食用富含纤维素的食品
B. 在固定时间排便，养成良好的排便习惯
C. 满足老年人私人空间需求，保证有良好的排便环境
D. 清晨和晚间解尿后在右下腹做腹部按摩，可促进肠蠕动
E. 照顾老年人排泄时，要一直在旁守候，以免意外发生

8. 对护理视觉减退老年人的描述，错误的是（　）
A. 定期接受眼科检查，年龄>65岁的老年人，应每年接受一次眼科检查
B. 外出活动安排在白天进行
C. 提高室内照明度，弥补老年人视力下降所造成的困难
D. 帮助老年人熟悉日常用品放置的位置

E. 避免用眼过度，尤其是精细的用眼活动最好安排在傍晚进行

9. 张大妈，现年 67 岁，经常到老年活动中心参加琴棋书画、阅读欣赏、体育文娱活动，并热心参与社会活动。这主要体现了老年保健策略中的(　)

A. 老有所为

B. 老有所学

C. 老有所乐

D. 老有所养

E. 老有所教

10. 下列哪项不是关于老年脑梗死患者的护理措施(　)

A. 对吞咽困难者可进半流食，且速度应缓慢

B. 意识不清不能进食时，可通过静脉或鼻导管供给营养

C. 防止肺炎、尿路感染、肺静脉血栓形成和肺栓塞等并发症的发生

D. 应避免早期下床活动，以免跌倒

E. 使用甘露醇降颅压时，应选择较粗血管，以保证药物的快速输入

X 型（多项选择题）

1. 老年人心理健康的标准是(　)

A. 认知正常

B. 情绪健康

C. 关系融洽

D. 环境适应

E. 人格健全

2. 老年胃食管反流病患者用药应避免使用（　）

A. 抗胆碱能药

B. 肾上腺能抑制剂

C. 前列腺素 E

D. 奥美拉唑

E. 地西泮（安定）

3. 对老年人选药原则、用药剂量、剂型的描述，正确的是(　)
   A. 对患者选用药物种类要少，最好不超过 3 ~4 种
   B. 相同作用或副作用的药物应避免合用
   C. 我国《药典》规定 60 岁以上老年人只用成年人剂量的 3/4 或 1/2
   D. 根据个体情况可选用片剂、胶囊或液体
   E. 因老年人胃肠黏膜萎缩，应一律使用液体剂型，以便吸收
4. 老年人常出现的药物不良反应是(　)
   A. 精神症状
   B. 体位性低血压
   C. 耳毒性
   D. 尿潴留
   E. 药物中毒
5. 有关老年人跌倒后处置措施，正确的是(　)
   A. 观察神志
   B. 检测生命体征
   C. 拨打急救电话
   D. 赶快扶起老人
   E. 对受伤部位做重点检查
6. 老年护理的目标包括(　)
   A. 增强自我照顾能力
   B. 延缓恶化及衰退
   C. 提高生活质量
   D. 满足需求，整体护理
   E. 做好临终关怀
7. 对有胃食管反流病的老年人，在饮食上的禁忌有(　)
   A. 尽量减少脂肪的摄入量
   B. 减少高糖的摄入
   C. 减少高酸性食物的摄入
   D. 减少刺激性食物的摄入

E. 减少盐的摄入

8. 老年期痴呆患者的日常生活护理及照料指导有(　)

A. 避免衣服太多纽扣，以拉链取代纽扣，以弹性裤腰取代皮带

B. 如果患者不停地想吃东西，可以把用过的餐具放入洗涤盆，以提醒患者在不久前才进餐完毕

C. 睡觉前让患者先上洗手间，可避免半夜醒来

D. 食物要简单、软滑，最好切成小块

E. 患者完全不能自理时，注意翻身和营养的补充，防止感染等并发症的发生

9. 喂食时严密观察患者有无哽塞征象，如有（　）等症状，一旦发现，应立刻停止喂食

A. 噎塞/清喉咙

B. 呼吸不适、咳嗽

C. 吞咽延迟

D. 鼻反流

E. 垂涎、流眼泪

10. 老年病共有的临床特征有(　)

A. 起病隐匿，发展速度快

B. 症状及体征不典型

C. 多种疾病同时存在

D. 易出现意识障碍

E. 预后不良，治愈率低，死亡率高

二、填空题

1. 老年期常见的精神疾病有血管性痴呆、老年期神经症、________、________、________。

2. 世界卫生组织（WHO）对老年人年龄的划分有两个标准：在发达国家将________岁以上人群定义为老年人，而在发展中国家（特别是亚太地区）则将________岁以上人群称为老年人。

3. 老年人健康评估的内容包括________、________、社会功能以

及综合反映这三个方面功能的生活质量评估。

4. 老年脑梗死患者康复训练的要点包括________、________及协调能力的训练。

三、判断题（正确的在括号内打√，错误的打×）

1. 世界卫生组织界定的发展中国家的老年人年龄起点是65岁。( )
2. 丧偶老人对死者或其他人发怒或表现出敌意，表明其心理变化正在经历震惊阶段。( )
3. 体力劳动不能完全取代活动锻炼。( )
4. 皮肤瘙痒的老年人应勤洗澡，避免使用护肤用品。( )
5. 老年临床护理以疾病护理为主要特征。( )
6. 使用黏膜保护剂硫糖铝时应警惕老年人便秘的危险。( )
7. 服用钙制剂，如碳酸钙、葡萄糖酸钙等，注意不可与绿叶蔬菜一起服用，防止因钙赘合物形成降低钙的吸收。( )
8. 老年性骨质疏松症患者的重要治疗措施是补充钙和维生素B。( )
9. 老年肿瘤患者疼痛时给予镇痛药的最佳时间是在疼痛发生时。( )
10. 康复训练应在急诊抢救病情稳定一段时间后再执行。( )
11. 临终患者给予舒适体位可以使患者的肢体处于功能位置。( )

四、名词解释

1. 老年性聋
2. 老年期痴呆
3. 老年性白内障
4. 临终护理

五、简答题

1. 老年病共有的临床特征有哪些？

2. 简述老年人的用药原则。
3. 如何早期预防老年期痴呆?
4. 老年糖尿病患者的护理要点有哪些?
5. 如何预防老年骨质疏松症的并发症?

答案与解析

一、选择题

A型（最佳选择题）

1. 【答案】D；老年人常见的安全问题有跌倒、噎呛、坠床、服错药和交叉感染等。

2. 【答案】D；与膳食营养因素有关的老年病中，以老年冠心病、糖尿病、肥胖症和骨质疏松症最为常见。

3. 【答案】D

4. 【答案】D；对老年人进行评估时，室内环境应适宜，一般室温22～24℃、湿度40%～60%，经常通风，以保证室内空气新鲜。

5. 【答案】E；偏瘫的老年人最好是卧于健侧。

6. 【答案】A；老年人尤其是肥胖者应增加活动量、控制饮食，以达到减肥的目的。

7. 【答案】E；照顾老年人排泄时，只协助其无力完成部分，不要一直在旁守候，以免老年人紧张而影响排便，更不要催促，令老年人精神紧张，导致便秘或便失禁。

8. 【答案】E；避免用眼过度，尤其是精细的用眼活动最好安排在上午进行，看书报、电视的时间不宜过长，为老年人提供的阅读材料要印刷清晰、字体较大，最好用淡黄色的纸张，避免反光。

9. 【答案】C

10. 【答案】D；在预防并发症中：防止肺炎、尿路感染、肺静脉血栓形成和肺栓塞等并发症的发生。指导老年人尽量早期下床活动，尽量避免导尿，也可使用弹力长袜预防栓塞的发生。

X 型（多项选择题）

1.【答案】ABCDE；老年人心理健康的标准有：认知正常、情绪健康、关系融洽、环境适应、行为正常、人格健全。

2.【答案】ABCE；老年胃食管反流病患者避免应用降低食管下括约肌压力的药物，如抗胆碱能药、肾上腺能抑制剂、地西泮（安定）、前列腺素 E 等；慎用损伤黏膜的药物，如阿司匹林、非激素类抗炎药等。在用药过程中要注意观察药物的疗效，同时注意药物的副作用，如使用促动力药西沙必利时注意观察有无腹泻及严重心律失常的发生，使用黏膜保护剂硫糖铝时应警惕老年人便秘的危险。

3.【答案】ABCD

4.【答案】ABCDE；老年人常出现的药物不良反应有精神症状、体位性低血压、耳毒性、尿潴留和药物中毒等。

5.【答案】ABE；老年人跌倒后：①自我处置与救助。要教会老年人在无人帮助的情况下如何安全起身、如何保持体温、如何向他人寻求帮助。如找不到他人帮助，在休息片刻、体力有所恢复后借助支撑物支持安全起身，然后打电话寻求帮助。②仔细检查全身情况。确定有无损伤及损伤的严重程度，检测生命体征，观察神志，提供相应的护理。③心理指导。如老年人存在恐惧再跌倒的心理，要帮助其分析恐惧的缘由，是身体虚弱还是以往自身或朋友有跌倒史，共同制定针对性的措施，克服恐惧心理。④健康指导。如多次出现跌倒，及时去医院查明原因并治疗。如非疾病所致，应认真分析原因，总结经验教训，并采取相应的防范措施。指导老年人少饮酒，不乱用药物。指导照顾者要给予老年人足够的时间进行日常活动。

6.【答案】ABCD

7.【答案】ACD；胃容量增加能促进胃反流，应避免进食过饱，尽量减少脂肪的摄入量。高酸性食物可损伤食管黏膜，应限制柑橘汁、西红柿汁等酸性食品。刺激性食物可引起胃酸分泌增加，应减少酒、茶、咖啡、可口可乐等的摄入。

8.【答案】ABCDE

9.【答案】ABCDE

10.【答案】BCDE；老年病共有的临床特征有起病隐匿，发展速度缓慢；症状及体征不典型；多种疾病同时存在；易出现水电解质紊乱；易出现意识障碍；易存在并发症和后遗症；伴发各种心理反应；预后不良，治愈率低，死亡率高。

二、填空题

1.【答案】阿尔茨海默病　老年期抑郁症　老年期妄想症

2.【答案】65　60

3.【答案】躯体健康、心理健康

4.【答案】语言　运动

三、判断题（正确的在括号内打√，错误的打 ×）

1.【答案】×

2.【答案】×

3.【答案】√

4.【答案】×

5.【答案】√

6.【答案】√

7.【答案】√

8.【答案】×

9.【答案】×

10.【答案】×

11.【答案】√

四、名词解释

1.【答案】老年性聋是指随着年龄增长，双耳听力进行性下降，以高频听力下降为主的感觉神经性耳聋。它主要是因为听觉器官的退化所致，这种退化没有明显的年龄界限，退化过程个体间差异大，快慢不一，终身不停，而且年龄越大老化越快，最终表现为听力减退。老年性聋较为普遍，特别是在高龄老年人中尤为明显。

2.【答案】老年期痴呆是指发生在老年期，由于大脑退行性病变、脑血管性病变、脑外伤、脑肿瘤、颅脑感染、中毒或代谢障碍等各种病因所致的以痴呆为主要临床表现的一组疾病。老年期痴呆主要包括阿尔茨海默病（AD，简称老年性痴呆）、血管性痴呆（VD）、混合性痴呆和其他类型痴呆。其中以 AD 和 VD 为主，占全部痴呆的70% ~80%。

3.【答案】老年性白内障即年龄相关性白内障，是指中老年开始发生的晶状体混浊，随着年龄增长，患病率明显增高。由于其主要发生于老年人，以往习惯称之为老年性白内障。本病的发生与环境、营养、代谢和遗传等多种因素有关。

4.【答案】临终护理是对已失去治愈希望的患者在生命即将结束时所实施的一种积极的综合护理，是临终关怀的重要组成部分。临终关怀的核心是“关心”，其目的是尽最大努力、最大限度地减轻患者痛苦，稳定情绪，缓和面对死亡的恐惧与不安，维护其尊严，提高尚存的生命质量，使临终患者在亲切、温馨环境中离开世界，达到优死的目的。

五、简答题

1.【答案】老年病共有的临床特征有：起病隐匿，发展速度缓慢；症状及体征不典型；多种疾病同时存在；易出现水电解质紊乱；易出现意识障碍；易存在并发症和后遗症；伴发各种心理反应；预后不良，治愈率低，死亡率高。

2.【答案】①受益原则：老年人用药要有明确的适应证。用药的受益/风险比值 >1。②5 种药物原则：用药品种要少，最好 5 种以下，治疗时分轻重缓急。③小剂量原则：用药要从小剂量开始，逐渐达到适宜于个体的最佳剂量。用药剂量的确定要遵守剂量个体化原则，根据老年人的年龄、健康状况、体重、肝肾功能、临床情况、治疗反应等进行综合考虑。④择时原则：根据时间生物学和时间药理学的原理，选择最合适的用药时间进行治疗，以提高疗效和减少毒副作用。⑤暂停用药原则：老年人在用药期间，应密切观察，一旦出现新的症状，应考虑为药物的不良反应或是病情进展。前者应停药，后者则应加药。对于服药的老年人出现新的症状，停药受益可能多于加药受益。

3. 【答案】①老年期痴呆的预防要从中年开始做起。②老年人要积极用脑、劳逸结合，保护大脑，保证充足睡眠，注意脑力活动多样化。③培养广泛的兴趣爱好和开朗性格。④培养良好的卫生饮食习惯，多吃富含锌、锰、硒、锗类的健脑食物，如贝壳类、鱼类、乳类、豆类、坚果类等，适当补充维生素 E，中医的补肾食疗有助于增强记忆力。⑤戒烟限酒。⑥尽量不用铝制炊具。⑦积极防治高血压、脑血管病、糖尿病等慢性病。⑧按摩或针灸有补肾填精助阳、防止衰老和预防痴呆的效果。⑨尽可能避免使用能引起中枢神经系统不良反应的药物。

4. 【答案】①饮食和运动：老年人的饮食最好按一日四餐或五餐分配，运动应量力而行、持之以恒，餐后散步 20 ~ 30 分钟是改善餐后血糖的有效方法。②用药护理：老年人用药应避免使用经肾排出、半衰期长的降糖药物，加用胰岛素时，应从小剂量开始逐步增加。血糖控制不可过分严格，空腹血糖宜控制在 9mmol/L 以下，餐后 2 小时血糖在 12. 2mmol/L 以下即可。③心理护理：老年糖尿病患者常存在焦虑心理，教育老年人要保持稳定的情绪，积极配合治疗护理。④健康指导：增强老年人的自护能力是提高生活质量的关键。注意用通俗易懂的语言耐心细致地讲解，同时配合各种教学辅助工具，教会老年人及家属正确使用血糖仪，掌握正确洗澡和足部护理的方法。

5. 【答案】尽量避免弯腰、负重等行为，同时为老年人提供安全的生活环境或装束，防止跌倒和损伤，如光线应充足，地面避免光滑或潮湿，卫生间和楼道安装扶手等；指导老年人选择舒适、防滑的平底鞋，裤子或裙子不宜过长，以免上下楼梯时踩到摔倒；日常用品放在容易取到之处。对已发生骨折的老年人，应每 2 小时翻身一次，保护和按摩受压部位，指导老年人进行呼吸和咳嗽训练，做被动和主动的关节活动训练，定期检查防止并发症的出现。

第十章

手术室、导管室、内镜和放射性护理

一、选择题

A 型（最佳选择题）

1. 取用无菌溶液时，应首先核对(　)
   A. 瓶签
   B. 瓶身有无裂缝
   C. 瓶盖有无松动
   D. 溶液有无沉淀
   E. 溶液有无浑浊
2. 外用溶液开启后，其使用的时间不能超过(　)
   A. 4 小时
   B. 12 小时
   C. 24 小时
   D. 8 小时
   E. 48 小时
3. 外科手术时，凡接触空腔脏器、肿瘤组织、内膜组织和感染组织等的器械、敷料均视为污染，这些被污染的器械和敷料所放置的区域称为(　)
   A. 污染区域
   B. 无菌区域
   C. 半污染区域
   D. 相对无菌区域

E. 隔离区域

4. 手消毒效果应达到的要求：外科手消毒监测的细菌数应(　　)

A. ≤10cfu/cm^2

B. ≤5cfu/cm^2

C. ≤15cfu/cm^2

D. ≤8cfu/cm^2

E. ≤8cfu/cm^2

5. 下列关于戴、脱无菌手套操作的说法，错误的是(　　)

A. 戴手套前先将手洗净擦干

B. 核对手套袋外标明的手套号码，灭菌日期

C. 取出滑石粉，用后放回袋内

D. 戴好手套后，两手置腰部水平以上

E. 脱手套时，将手套口翻转脱下

6. 清除物品上除芽孢以外的所有致病微生物的方法称为(　　)

A. 灭菌

B. 无菌

C. 消毒

D. 清洁

E. 抑菌

7. 下述符合无菌技术操作原则的是(　　)

A. 无菌操作前30分钟清洁地面

B. 无菌包潮湿待干后使用

C. 取出的无菌物品未用立即放回原处

D. 接触无菌包前不用进行手卫生

E. 操作时手臂保持在腰部水平以上

8. 在无菌技术操作原则中，预防交叉感染的关键措施是(　　)

A. 操作区域要清洁、宽敞

B. 取无菌物品时，必须使用无菌持物钳

C. 一份无菌物品只能供一名患者使用

D. 无菌物品与非无菌物品分别放置

E. 无菌物品疑有污染不可再用

9. 下列违背无菌技术操作原则的是(　)

A. 外科手消毒时应保持指尖朝上避免水倒流

B. 摘除外科手套后不用清洁洗手

C. 倒取无菌溶液时，应先冲洗瓶口

D. 戴手套的手不可触及另一手套的内面

E. 无菌持物钳的前端始终保持向下

10. 下列不符合无菌物品管理原则的是(　)

A. 无菌物品与非无菌物品分别放置

B. 无菌包上必须注明灭菌日期

C. 已打开过的无菌包 48 小时后必须重新灭菌

D. 取出的无菌敷料不得放回原容器内

E. 无菌包的有效期为 7 天

11. 外科手消毒设施不包括(　)

A. 手消毒剂

B. 计时装置

C. 洗手池

D. 水龙头

E. 照明灯

12. 下列不是外科手消毒原则的是(　)

A. 先洗手，后消毒

B. 手被污染时应重新进行外科手消毒

C. 指甲长度不应超过指尖，不应佩戴人工指甲

D. 不同手术之间直接使用消毒剂揉搓即可

E. 流动水冲洗时不要在水中来回移动手臂

13. 取用无菌溶液时下列做法不符合无菌原则的是(　)

A. 打开瓶盖，常规消毒瓶塞

B. 双手将橡皮胶塞边缘向上翻起

C. 手握瓶直接倒液入无菌容器中

D. 倒液后即消毒瓶塞盖回

E. 剩余溶液在 24 小时内可用

14. 下列哪项不是打开无菌包前需要核查的内容(　)

A. 无菌包的名称
B. 无菌包灭菌日期及包外的化学指示卡
C. 无菌包的大小、重量
D. 无菌包有无潮湿
E. 包装是否完整、有无破损

15. 清除或杀灭医疗器械、器具和物品上一切微生物的处理称为(　)
A. 灭菌
B. 无菌
C. 消毒
D. 清洁
E. 抑菌

16. 无菌包内物品未用完，下列处理措施错误的是(　)
A. 按原痕回包扎好，带端不打结
B. 注明开包日期、时间
C. 包内物品被污染或无菌包被浸湿，须重新灭菌
D. 24 小时后失效
E. 4 小时后失效

17. 下列关于皮肤消毒的说法正确的是(　)
A. 平行形或叠瓦形消毒：用于小手术野的消毒
B. 向心形消毒：以原切口为中心，自上而下，自外而内进行消毒
C. 环形或螺旋形消毒：用于大手术野的消毒
D. 消毒时只使用一把消毒钳
E. 消毒剂的使用量越多越好

18. 无菌贮槽一经打开其有效使用时间为(　)
A. 2 小时
B. 4 小时
C. 12 小时
D. 24 小时
E. 7 天内

19. 经高压灭菌的纸塑包装物品，其有效期为(　　)
   A. 1个月
   B. 2个月
   C. 3个月
   D. 半年
   E. 1年
20. 下列哪项不是铺置无菌器械台的目的(　　)
   A. 加强手术器械的管理
   B. 建立无菌最大屏障
   C. 准确、迅速配合手术
   D. 降低手术部位感染
   E. 隔离手术器械
21. 小剂量、单包装的皮肤消毒液，开启后其有效期为(　　)
   A. 3天
   B. 每天
   C. 1周
   D. 2周
   E. 2天
22. 佩戴口罩时要让口罩紧贴面部和完全覆盖(　　)
   A. 口腔和鼻子
   B. 口腔和下巴
   C. 口鼻和下巴
   D. 口腔
   E. 鼻子
23. 药物过敏试验或特殊护理技术操作前应备齐(　　)
   A. 所需用品和必要的急救药品、物品和器材
   B. 常用药品，以便抢救时用
   C. 常用物品，以便抢救时取用方便
   D. 所有过敏试验或特殊护理技术操作前都应备齐防护用具
   E. 给患者床边备好便器
24. 手术区域使用0.5%～1%碘伏消毒皮肤应直接涂擦手术区

(　)遍

A. 3

B. 1

C. 2

D. 4

E. 5

25. 干式无菌持物筒开启后其有效时间为(　)

A. 8 小时

B. 6 小时

C. 4 小时

D. 2 小时

E. 1 小时

26. 进行无菌操作时，无菌手套不慎被刺破或污染应(　)

A. 立即消毒破口

B. 立即更换

C. 再加戴一副无菌手套

D. 小心操作，不让破口碰及无菌物品

E. 立即停止操作

27. 脱手套时正确的做法是(　)

A. 先脱手套后脱手术衣

B. 用戴手套的手抓取另一只手的手套内面翻转摘除

C. 先将手指部分拉下

D. 将脱下的手套放在黑色垃圾袋内

E. 已脱手套的手不能直接接触另一手套的外面

28. 溃疡性结肠炎最严重的并发症是(　)

A. 结肠假息肉形成

B. 结肠狭窄

C. 慢性活动性肝炎

D. 中毒性巨结肠

E. 肛门直肠周围脓肿

29. 下列哪种患者可以做胃镜检查(　)

A. 精神失常者
B. 严重的凝血障碍者
C. 腐蚀性食管炎患者
D. 严重心肺、肝肺功能不全者
E. 上消化道出血患者

30. 大肠癌术后首次结肠镜检查应在(　)
A. 6～12 个月
B. 2～3 个月
C. 12 个月以上
D. 3～6 个月
E. 3～4 个月

31. 胃十二指肠溃疡穿孔最常发生于(　)
A. 胃底
B. 十二指肠前壁
C. 十二指肠后壁
D. 胃大弯
E. 胃小弯

32. 处理放射治疗引起高热的患者不妥的措施是(　)
A. 卧床休息
B. 流质或半流质饮食
C. 39℃以上暂停放射治疗
D. 多饮水
E. 使用退热药

33. 提高早期发现胃癌的几项关键检查是(　)
A. 四环素荧光试验、OB 试验、胃液细胞学
B. 纤维光束胃镜、X 线钡餐、胃液细胞学
C. 游离胃酸测定、胃液细胞学、OB 试验
D. X 线钡餐、OB 试验、纤维光束胃镜
E. 纤维光束胃镜、胃液细胞学、四环素荧光试验

34. 胃镜检查患者的护理错误的是(　)
A. 检查前禁食 12 小时

B. 检查完后即可进食、进水

C. 腹胀者可进行按摩，促进排气

D. 检查前可皮下注射阿托品

E. 检查后当日以流食或易消化半流食为主

35. 服毒后最好在（　）内洗胃

A. 12 小时

B. 10 小时

C. 6 小时

D. 8 小时

E. 8～10 小时

36. 对消化性溃疡病患者做健康教育，错误的是(　)

A. 生活要有规律、注意休息

B. 避免摄入刺激性食物及饮料

C. 胃黏膜保护剂宜在饭后服

D. 抑酸药宜在空腹时服用

E. 季节变换注意保暖

37. 胃癌的好发部位依次为(　)

A. 胃窦，胃小弯，贲门

B. 贲门，胃窦，胃大弯

C. 胃小弯，贲门，胃窦

D. 胃小弯，胃窦，胃大弯

E. 胃小弯，胃大弯，胃窦

38. 胃糜烂是指病变(　)

A. 最大直径 <0.2cm

B. 最大直径 <0.5cm

C. 深度不超过肌层

D. 深度不超过黏膜肌层

E. 深度不超过黏膜层

39. 下列哪项不是皮肤、黏膜消毒剂(　)

A. 0.5%～1% 碘伏

B. 3% 过氧化氢

C. 0.2%～2%碘酊
D. 75%医用乙醇
E. 0.1%～0.5%洗必泰
40. 关于结肠癌下列描述错误的是(　)
A. 好发于降结肠
B. 绝大多数结肠癌是腺癌
C. 增生型表现为腔内充盈缺损
D. 混合型多是晚期表现
E. 以上均不是
41. 克罗恩病最常见的病变部位是(　)
A. 乙状结肠
B. 空肠
C. 回肠末端
D. 十二指肠空肠交界处
E. 十二指肠
42. 肠结核的好发部位是(　)
A. 十二指肠
B. 升结肠
C. 回盲部
D. 空肠
E. 直肠
43. 下列哪项不是近距离后装治疗宫颈癌患者的护理措施(　)
A. 治疗前用1:1000苯扎溴铵溶液冲洗阴道
B. 有疼痛者不宜立即处理
C. 清洁会阴部
D. 宫颈癌出血者，用无菌纱布填塞
E. 治疗后留观1～2小时，观察不良反应
44. 预防放射性肺炎的重要措施是(　)
A. 避免癌细胞扩散，禁用激素
B. 少用抗生素
C. 大剂量联合化学治疗

D. 大剂量博来霉素

E. 大面积照射时，放射剂量应控制在 30Gy 以下

45. 下列哪项不是放射性皮肤损伤的临床表现(　)

A. 红斑

B. 干性脱屑、水疱、瘙痒

C. 湿性脱皮溃疡

D. 剥脱性皮炎、坏死

E. 皮疹

46. 护理近距离后装直肠癌患者时不妥的是(　)

A. 治疗前 2 天嘱患者进半流质饮食

B. 嘱患者收缩腹部，以防施源器下移

C. 施源器放入病变部位后须固定好

D. 放施源器前应两次清洁灌肠

E. 治疗结束后嘱患者休息 20 ~ 30 分钟

47. 对放射治疗出现皮肤反应患者的护理方法，错误的是(　)

A. 用肥皂清洗，保持皮肤清洁

B. 不用刺激性的药物

C. 防止皮肤摩擦

D. 不要强行撕扯皮肤的脱屑

E. Ⅲ级皮炎停止放射治疗

48. 下列哪项不是放射性直肠炎的临床表现(　)

A. 大便次数增多

B. 里急后重

C. 排便困难

D. 慢性贫血

E. 水样腹泻

49. 下列哪项不是放射治疗的并发症(　)

A. 皮肤炎

B. 膀胱炎

C. 直肠炎

D. 血小板计数增加

E. 肺炎

50. 下列哪项不是处理放射性直肠炎的措施(　)

A. 大剂量使用抗生素

B. 高蛋白、低维生素、少渣饮食

C. 局部使用地塞米松

D. 口服碳酸氢钠

E. 口服复方樟脑酊

51. 放射治疗价值不大的肿瘤为(　)

A. 恶性淋巴瘤

B. 神经母细胞瘤

C. 鼻咽癌

D. 宫颈癌

E. 脂肪肉瘤

B型（配伍选择题）

(1～3题共用备选答案)

A. 直线加速器

B. 模拟定位器

C. X线治疗机

D. Co治疗机

E. 放射治疗计划分流

1. 对皮肤损伤较重的外照射治疗机是(　)

2. 现已普遍使用，但始建于1951年的是(　)

3. 具有能量高、深度大、皮肤反应低等优点的是(　)

C型（比较选择题）

(1～3题共用备选答案)

A. 后装治疗

B. 电子线治疗

C. 两者均可

D. 两者均否

1. 皮肤癌可采用(　)
2. 直肠癌可采用(　)
3. 鼻咽癌可采用(　)

X 型（多项选择题）

1. 下列关于无菌持物钳的使用原则说法正确的是(　)
   A. 用来夹取灭菌物品
   B. 到远处取物时应连同容器一起搬移到物品旁使用
   C. 无菌持物钳及浸泡容器应隔日消毒一次，保持其无菌
   D. 取放无菌持物钳时，钳端可触及容器口边缘
   E. 使用时保持钳端向下，不可平持和倒转
2. 执行无菌技术操作时，应遵循的原则是（　）
   A. 洗手、衣帽整洁、戴口罩
   B. 必须用无菌持物钳取无菌物品
   C. 从无菌容器内取出的无菌物品未用完立即放回
   D. 无菌包开包后，有效期为 24 小时
   E. 无菌盘有效期为 4 小时
3. 以下关于戴脱无菌手套方法的说法，正确的是(　)
   A. 严格遵循无菌操作原则
   B. 注意修剪指甲以防刺破手套，选择合适尺码
   C. 戴手套后双手应始终保持在腰部以上平视线范围内的水平
   D. 如手套有破洞或可疑污染应立即更换
   E. 脱手套时应翻转脱下，避免强拉
4. 口罩的使用原则包括(　)
   A. 佩戴口罩前、脱口罩前后必须洗手
   B. 根据不同的医疗活动及对象选择合适的口罩
   C. 掌握正确的佩戴方法
   D. 戴好口罩后应检查口罩的密合性
   E. 戴口罩后和脱口罩时，保持口罩的清洁干燥，避免触摸口罩的外面
5. 灭菌技术适用于(　)

A. 需穿过皮肤黏膜进入无菌组织和器官内部的物品和器材的处理
B. 与破损的皮肤、黏膜、组织密切接触的物品和器材的处理
C. 受到细菌芽孢、真菌孢子、分枝杆菌污染物品的处理
D. 经血传播病原体（乙型肝炎病毒、丙型肝炎病毒、艾滋病病毒等）污染物品的处理
E. SARS 病毒、H5N1 禽流感病毒污染的物品的处理

6. 执行无菌技术操作前，操作者应(　)
A. 戴好帽子、口罩
B. 实施规范的洗手或手消毒
C. 必要时穿无菌衣
D. 戴无菌手套
E. 穿无菌衣，戴好眼罩

7. 实施护理技术操作前应(　)
A. 遵守查对制度
B. 核对患者身份
C. 核对患者姓名、年龄、性别
D. 核对住院号
E. 评估患者精神及心理状况

8. 进行无菌技术操作时，其环境应(　)
A. 清洁、宽敞
B. 空气新鲜
C. 物体表面、医务人员手卫生达到有关管理规定的指标要求
D. 操作前 30 分钟停止清扫
E. 操作前 20 分钟停止清扫

9. 关于无菌物品的放置，其要求是(　)
A. 无菌物品与非无菌物品应分柜放置，并有明显标志
B. 无菌物品和一次性无菌物品，要设立专柜分开放置于治疗室
C. 无菌物品应按有效期顺序排放使用
D. 无菌物品由专人负责，定期检查

E. 接触无菌包前必须洗手或手消毒

10. 使用无菌物品前必须认真检查(　)
A. 无菌包的名称
B. 无菌包的灭菌时间
C. 无菌包的有效期
D. 检查包内外化学指示胶带变色情况
E. 无菌包有无破损或潮湿

11. 无菌物品取出后暂不使用，应(　)
A. 用无菌巾盖好
B. 超过24小时不得使用
C. 包好放回原处待用时再取出
D. 超过4小时不得使用
E. 不可再放回原处

12. 下列哪些是被视为已污染的物品(　)
A. 湿包或有明显水渍
B. 灭菌包掉落在地
C. 包装破损
D. 外包装指示带变色没有达到标准
E. 误放在不洁的地方

13. 物理灭菌法包括(　)
A. 湿热灭菌法
B. 干热灭菌法
C. 低温及辐射灭菌法
D. 气体灭菌法
E. 化学杀菌剂灭菌法

14. 放射性肺炎的防治措施是(　)
A. 限制放射量
B. 限制放射面积
C. 避免用大剂量博来霉素
D. 应用大剂量抗生素
E. 应用大剂量皮质激素

15. 恶性肿瘤全身转移的治疗包括( )
   A. 化学药物治疗
   B. 手术治疗
   C. 免疫治疗
   D. 放射治疗
   E. 中医药治疗

二、填空题

1. 放射治疗按治疗方式分为________和________。
2. 放射治疗的放射源有 3 类，即________、________和________。
3. 根据肿瘤组织来源和分化程度可将肿瘤按其对放射线的敏感程度分为________、________和________。
4. 急性放射性肺炎通常发生在放射治疗后________个月。
5. 放射治疗前拔牙者，需拔牙________天后才能进行放射治疗；放射治疗后________不宜拔牙。
6. 近距离后装治疗肺癌患者治疗________小时后方可进食。
7. 肺组织接受________以上照射剂量时，可出现放射性肺炎。
8. 对由肿瘤引起的发热可应用________和________药物。
9. 胃溃疡和十二指肠溃疡的区别是疼痛的________、________、________不同。胃溃疡疼痛规律为________，十二指肠溃疡疼痛的规律为________。
10. 正常肠鸣音：________，肠鸣音亢进：________，肠鸣音减弱或消失：________。
11. 腹部触诊的体位：________位，两腿________，使腹肌________，护士站于患者________侧，用________先轻轻抚摸腹壁使患者适应，然后________进行触摸。
12. 腹部触诊时，正常成年人无________，检查应从________部位开始，逐渐移向________区域，一般先从________开始，循________方向，由________，先________。
13. 呕血的颜色取决于出血的量和________，出血达________ml

可出现黑便，出现呕血说明胃内蓄积血量至少达到________ml。

14. 急性胰腺炎的六大症状________、________、________、________、________、________。

15. 大肠癌的转移途径包括________、________、________。

16. 克罗恩病从口腔至肛门各段消化道均可受累呈________或________分布。

17. 结肠镜检查的并发症包括________、________、________、________、________等。

三、判断题（正确的在括号内打√，错误的打 ×）

1. 放射治疗患者喉源性呼吸困难Ⅲ度以上者宜做紧急气管切开。(　)
2. 放射治疗时出现Ⅱ级皮炎时，应停止放射治疗。(　)
3. 近距离后装治疗食管癌患者治疗当天及治疗后禁食 24 小时。(　)
4. 放射治疗前拔牙者，需拔牙后 1 周才能行放射治疗。(　)
5. 术前放射治疗可以使肿瘤缩小，减少癌性粘连和肿瘤转移，以提高手术成功率。(　)
6. 放射性膀胱炎很少合并泌尿道感染。(　)
7. 放射治疗可导致青光眼。(　)
8. 直线加速器能产生高能电子束、高能 X 线和 γ 射线。(　)
9. 放射性脑损伤潜伏期为 1 ~7 年。(　)
10. 放射治疗后出现湿疹脱皮时，可在局部用药（如 2% 硼酸软膏）情况下，继续行放射治疗。(　)
11. 使用无菌容器时，不可污染盖内面及容器内面，但对容器的边缘没有严格界定。(　)
12. 从无菌干罐中取出持物钳时尖端应张开，放入时持物钳的尖端应闭合。(　)
13. 外科手消毒中使用的手消毒剂不具有持续抗菌活性。(　)
14. 取出持物钳时，操作者只能手持钳的上 1/3 处。(　)

15. 无接触式戴无菌手套是指手术人员在穿无菌手术衣时手不露出袖口独自完成或由他人协助完成戴手套的方法。(　)
16. 无触式传递是指手术过程中医护用手进行传递、接受手术器械，防止职业暴露。(　)
17. 外科手消毒中洗手用水的水温建议控制在 32 ~ 38℃，可以使用储箱水。(　)
18. 外科手消毒剂开启后应标明日期、时间，不易挥发的产品开瓶后使用期不得超过 30 天，易挥发的醇类产品开瓶后的使用期不得超过 60 天。(　)
19. 灭菌包体积要求：下排气压力蒸汽灭菌器不宜超过 30cm × 30cm × 25cm；预排气压力蒸汽灭菌器不宜超过 30cm × 30cm × 50cm。(　)
20. 环形或螺旋形消毒适用于小手术野的消毒。(　)

四、名词解释

1. 放射治疗
2. 远距离治疗
3. 近距离治疗
4. 半衰期
5. 姑息性放射治疗

五、简答题

1. 简述近距离后装治疗直肠癌的护理措施。
2. 简述皮肤和黏膜的放射反应的处理方法。
3. 简述上消化道出血的处理原则。

答案与解析

一、选择题

A 型（最佳选择题）

1. 【答案】A；取用无菌溶液时，应首先核对瓶签是否符合。

2. 【答案】C；外用溶液开启后，使用的时间不能超过24小时。

3. 【答案】E；无菌区域指经过灭菌处理，而未被污染的区域范围。隔离区域是指外科手术时，凡接触空腔脏器、肿瘤组织、内膜异位组织和感染组织等的器械、敷料均视为污染，这些被污染的器械和敷料所放置的区域即为隔离区域。

4. 【答案】B；外科手消毒监测的细菌数应≤5cfu/cm^2。

5. 【答案】C；戴无菌手套过程中需要遵循无菌原则，取出来的滑石粉没用完不可以放回袋中。

6. 【答案】C；消毒是指物理或化学方法消除或杀灭除芽孢以外的所有病原微生物，使其达到无害程度的过程。

7. 【答案】E；在无菌操作前30分钟停止清洁地面及更换床单等，减少人员走动，A错；无菌包潮湿破坏了无菌，要重新灭菌，B错；无菌物品取出后，不可过久暴露，若未使用，也不可放回无菌包或无菌容器内，C错；接触无菌包前应严格进行手卫生，D错；腰部以上，肩部以下为无菌区域，故选E。

8. 【答案】C；无菌操作原则要遵循一份无菌物品只能供一名患者使用，不可多人使用，避免发生交叉感染。故选C。

9. 【答案】B；摘除外科手套后应清洁洗手。

10. 【答案】C；打开过的无菌包有效期为24小时，24小时后必须重新灭菌。

11. 【答案】E；外科手消毒设施包括洗手池、水龙头、流动水、清洁剂、干手用品、手消毒剂、手刷、计时装置、清洁指甲用品、镜子等。

12. 【答案】D；外科手消毒原则：①先洗手，后消毒。②不同患者手术之间、手套破损或手被污染时，应重新进行外科手消毒。AB对，D错。洗手方法与要求：①洗手之前应先摘除手部饰物，并修剪指甲，指甲长度应不超过指尖，不应佩戴人工指甲，C对。②流动水冲洗。双手、前臂和上臂下1/3，按此顺序，不要来回移动手臂，E对：故错误的选D。

13. 【答案】C；取用无菌溶液时先倒出少量溶液冲洗瓶口。

14.【答案】C；无菌包打开前应检查名称、灭菌日期、化学指示胶带，无菌包是否包紧，有无潮湿，确保符合要求，才可使用。

15.【答案】A；灭菌是指采用强烈的理化因素使任何物体内外部的一切微生物永远丧失其生长繁殖能力的措施。

16.【答案】E；若无菌包内物品未用完，24 小时后失效。

17.【答案】B；平行形或叠瓦形消毒，用于大手术野的消毒，A 错；环形或螺旋形消毒，用于小手术野的消毒，C 错；每一次消毒不超过前一遍的范围，至少使用两把消毒钳，D 错；消毒剂的使用量适度，达到消毒作用就好，E 错。故选 B。

18.【答案】D；无菌贮槽一经打开其有效使用时间为 24 小时。

19.【答案】D；经高压灭菌的纸塑包装物品，其有效期为半年。

20.【答案】E；铺置无菌器械台的目的：加强手术器械的管理；建立无菌最大屏障；准确、迅速配合手术；降低手术部位感染。

21.【答案】C；小剂量、单包装的皮肤消毒液，开启后其有效期为 7 天。

22.【答案】C；佩戴口罩时要让口罩紧贴面部和完全覆盖口腔、鼻子、下巴。

23.【答案】A；药物过敏试验或特殊护理技术操作前应备齐所需用品和必要的急救药品、物品和器材，便于抢救。

24.【答案】A；除局部麻醉外，手术前皮肤消毒应在麻醉后进行，传统的皮肤消毒法是用 2.5% ~3% 碘酊涂擦手术区，待其干燥后以 70% 乙醇涂擦 2 遍，脱去碘酊。近年来，含活性碘或活性氯的专用皮肤消毒剂陆续问世并广泛用于临床，新型消毒剂对皮肤刺激性小，可长时间留在皮肤表面，消毒抑菌作用持久。一般碘伏每次消毒需要 3 遍。

25.【答案】C；干式无菌持物筒开启后其有效时间为 4 小时。

26. 【答案】B；进行无菌操作时，无菌手套不慎被刺破或污染应立即更换。

27. 【答案】E；应先脱手术衣，后脱手套，由护士解开腰带后，将手术衣自背部向前反折脱掉，A错；用戴手套的手抓取另一只手的手套外面翻转摘除，B错；先用右手将左手手套脱至掌指部，再用左手扯去右手手套，双手交换进行，最后脱下手套，C错；脱下的手套为医疗垃圾，放入黄色垃圾袋，D错；已脱手套的手比另一手套外面要干净，不能直接接触另一手套的外面，E对。

28. 【答案】D；溃疡性结肠炎最严重的并发症是中毒性巨结肠，易引起急性肠穿孔，预后差。

29. 【答案】E；胃镜检查的适应证包括反复腹痛、上消化道出血等。胃镜检查的禁忌证包括：①心脑血管病急性期；②严重肺部疾病；③严重高血压、精神病、昏迷或意识不清不能配合者；④食管、胃、十二指肠急性穿孔；⑤急性重症咽喉部疾病；⑥腐蚀性食管损伤的急性期。故选E。

30. 【答案】D；大肠癌术后首次结肠镜检查应在3～6个月。

31. 【答案】B；在临床发病中，十二指肠的急性穿孔多发生在十二指肠前壁小弯侧，急性胃溃疡穿孔多发生在近幽门的胃前壁，也多偏小弯侧。根据解剖特点可以知道，胃后壁穿孔受阻于其后实质性脏器，不易流入腹腔。而十二指肠前壁穿孔胃内容物易流入腹腔扩散到全腹，引起全腹性腹膜炎。

32. 【答案】C；患者体温持续高达38.8℃以上时，应暂停放疗，稳定病情，静脉输液，必要时应用抗生素、维生素及适量肾上腺皮质激素。

33. 【答案】B；为提高胃癌早期诊断，应注意对胃癌的高危人群定期随访和对可疑患者及时检查。内镜检查、消化道造影和胃液细胞学检查联合应用可使早期诊断率提高到98%。故选B。

34. 【答案】B；胃镜检查术后咽部麻醉作用尚未消退前，嘱患者不要进食，以免呛咳或误吸。取活检者2小时后可进温凉软食。

35. **【答案】**C；食入性中毒，一般服毒后6小时内洗胃最有效。

36. **【答案】**C；胃黏膜保护剂主要是起到保护胃黏膜的作用，如果一直吃辛辣的食物，可能会刺激胃肠道黏膜，导致出现反酸等情况，一般需要在饭前吃，然后保护胃黏膜，减少胃酸分泌的情况；如果经常吃富含膳食纤维及容易消化的食物，一般可以在饭后吃，能够减少胃酸分泌引起的不适感，所以在饭前和饭后都可以吃。

37. **【答案】**A；胃癌可以发生在胃的任何部位，但以胃窦、胃小弯以及贲门区域为胃癌最常见的好发部位。因为胃窦通常位于胃的最底部，所以胃溃疡及胃癌多发生于胃窦处及胃窦近小弯处，其次是贲门及胃大弯。

38. **【答案】**D；胃糜烂又称胃黏膜糜烂，是指胃发生病变（炎症、感染等）时，胃表层黏膜细胞受到损伤，表现为黏膜炎症，糜烂比较局限，一般不穿透胃部肌层，愈合后不留痕迹，是急慢性胃炎的一种表现。轻度胃糜烂：仅损伤胃黏膜层。严重的胃糜烂：又称急性糜烂出血性胃炎，如果损伤部位到达肌层，则称为胃溃疡。如深度超过浆膜层时可导致胃穿孔。故选D。

39. **【答案】**B；用于皮肤消毒的过氧化氢溶液的浓度应小于3%，才能用于擦拭皮肤的创面，以清洁伤口和消毒。过氧化氢溶液中的氧含量对血液来说太高了。如果把过氧化氢涂在小伤口上，会降低身体对身体组织的清洁和修复作用。另外，如果伤口过小，过氧化氢会在一定程度上刺激表皮下的神经末梢，造成伤口周围不必要的肿胀，不利于皮肤的愈合。

40. **【答案】**A；结肠癌好发于乙状结肠。

41. **【答案】**C；克罗恩病是一种病因不明的消化道慢性炎性肉芽肿性疾病，从口腔至肛门的各段消化道均可受累，多见于回肠末端和邻近结肠。病灶多为肠道溃疡，呈节段性或跳跃性分布，病变累及消化道全层可致肠壁变厚、肠腔狭窄、肠道穿透。

42. **【答案】**C；肠结核主要好发于回盲部，其他发病部位依次为升结肠、空肠、横结肠、降结肠、阑尾、十二指肠和乙状结肠等处，少数见于直肠。偶见食管结核、胃结核。

43.【答案】B；近距离后装治疗宫颈癌患者的护理措施有：治疗前用1∶1000苯扎溴铵溶液冲洗阴道；有疼痛者即时处理；清洁会阴部；宫颈癌出血者，用无菌纱布填塞；治疗后留观1～2小时，观察不良反应。

44.【答案】E；放射性肺炎的预防措施为大面积照射时，放射剂量应控制在30Gy以下，配合使用激素等药物控制癌细胞的扩散，严格掌握放射的部位、面积、剂量，对于其他部位要加以保护。

45.【答案】E；放射性皮肤损伤的临床表现为损伤部位皮肤出现红斑，瘙痒，皮肤干燥脱屑，水疱，湿性脱皮溃疡，剥脱性皮炎、坏死。

46.【答案】B；近距离后装直肠癌患者，由于病变部位比较低，患者要放松腹部才能促使施源器下移。

47.【答案】A；当患者放射治疗出现皮肤反应时，应指导患者进行皮肤保护，每次清水冲洗，保持皮肤清洁干燥，不宜使用刺激性药物。皮炎严重者宜暂停放射治疗，保护受损部位，不要摩擦，不可撕扯皮肤脱屑。

48.【答案】E；放射性直肠炎的临床表现有大便次数增多，排便困难，有里急后重感，长期放射导致慢性贫血。

49.【答案】D；放射治疗破坏机体免疫系统，会使血小板计数减少。

50.【答案】D；放射性直肠炎的处理措施。①一般治疗：放射性肠炎急性期应卧床休息，轻症脱水患者可以口服补液盐，中、重症患者需要静脉补液。②清淡饮食，高蛋白、低维生素、少渣饮食。③药物治疗：美沙拉秦抗炎，阿司匹林解痉止痛，蒙脱石散等止泻，琥珀酸氢化可的松灌肠，或口服地塞米松等。碳酸氢钠是一种食品添加剂，不能口服，一定要控制量。

51.【答案】E；手术治疗是脂肪肉瘤治疗的第一选择。放射治疗对脂肪肉瘤不是主要治疗手段。多用于肿瘤边缘切除的患者，防止局部复发；对于局部能根治性切除或广泛切除的患者，术后放疗意义不大。

B 型（配伍选择题）

1.【答案】C

2.【答案】D

3.【答案】A

C 型（比较选择题）

1.【答案】B；电子线治疗是电子束在电子加速器中被加速到一定的高能状态时，被直接引出用来治疗肿瘤的一种放疗手段。皮肤癌的治疗主要是用射线照射，用电子线针对皮肤肿块灶放疗，皮肤癌的预后较好，通过电子线的治疗能达到治愈的目的。

2.【答案】A；后装治疗是指由一个或几个密封的辐射源输送到体内的腔内治疗。中子和射线是常见的同位素源。后装治疗是一种腔内治疗，常用于治疗宫内肿瘤，如直肠癌。

3.【答案】C；鼻咽癌对放疗非常敏感，放疗是其首选的根治性治疗手段。早期鼻咽癌经单纯放射治疗即可治愈，而中晚期鼻咽癌通常需要选择放射治疗联合化疗的综合治疗模式才能取得更好的疗效。电子线治疗和后装治疗都可用于鼻咽癌的治疗。

X 型（多项选择题）

1.【答案】ABE；无菌持物钳及浸泡容器应每周消毒一次，保持其无菌，C 错；取放无菌持物钳时，钳端不可触及容器口边缘，D 错。故选 ABE。

2.【答案】ABDE；无菌物品一旦取出，不管是否使用不可放回原处，C 错。故选 ABDE。

3.【答案】ABCDE

4.【答案】ABCDE；口罩使用原则是科学合理佩戴，不过度防护。佩戴口罩前、脱口罩前后必须洗手；根据不同的医疗活动及对象选择合适的口罩；掌握正确的佩戴方法；戴好口罩后应检查口罩的密合性；戴口罩后和脱口罩时，保持口罩的清洁干燥，避免触摸口罩的外面。

5.【答案】ABCDE；灭菌技术适用于需穿过皮肤黏膜进入无

菌组织和器官内部，或与破损的皮肤、黏膜、组织密切接触的物品和器材的处理。

6. 【答案】ABCD；执行无菌操作前，必要时穿无菌衣，戴眼罩，E 错。

7. 【答案】ABCDE；护理操作前，严格“三查七对”，遵守查对制度，核对患者身份，核对患者姓名、年龄、性别，核对住院号，同时评估患者精神及心理状况，是否能配合操作。

8. 【答案】ABCD；无菌操作前 30 分钟应无人员走动，无人打扫，E 错。

9. 【答案】ABCDE；无菌物品的放置要求。①应设立专门的无菌物品储存间。温度 <24℃，湿度 <70%。②灭菌后物品应分类、分架存放在无菌物品存放区。一次性使用物品有外包装时应设立专柜存放。③物品放置应固定位置，设置标识，接触无菌物品前应洗手或手消毒。④无菌物品应按有效期顺序排放使用。⑤无菌物品由专人负责，定期检查。⑥接触无菌包前必须洗手或手消毒。

10. 【答案】ABCDE；无菌物品使用前应查看无菌物品的名称，灭菌日期，包装是否完整，有无潮湿，以及指示胶带与指示卡变色是否均匀一致，是否达到灭菌要求，否则不能使用。

11. 【答案】ADE；无菌物品取出后超过 4 小时不得使用，B 错；即使未使用，也不得放回原处，C 错。故选 ADE。

12. 【答案】ABCDE；灭菌包湿包或有明显水渍，掉落在地，包装破损，外包装指示带变色没有达到标准，误放在不洁的地方，均视为污染，不得使用。

13. 【答案】ABC；物理灭菌法包括干热灭菌法、湿热灭菌法、滤过除菌法、紫外线灭菌法、低温及辐射灭菌法、微波灭菌法等。气体灭菌法和化学杀菌剂灭菌法均属于化学灭菌法。

14. 【答案】ABCDE；放射性肺炎的防治措施，关键在于放射治疗过程中注意严格控制放射剂量，最好使用切线透射，控制放射线范围，避免损伤肺部，严格预防感冒，避免放化疗同步使用。放射性肺炎一旦发生需要及时给予大剂量糖皮质激素类药物进行治疗，治疗期间如果合并肺部感染，还需要给予抗生素控制炎症，才能更好地促进病情恢复。博来霉素有导致肺毒性的可能，表现为间质性肺炎或肺纤维化，不可大剂量使用。故选 ABCDE。

15.【答案】ACE；恶性肿瘤全身转移，采取非手术治疗，口服中药或中医治疗，不适合手术治疗，E 对 B 错；全身治疗包括化疗、靶向治疗、免疫治疗等，A、C 对；放疗是有一定作用的，但也只是姑息性放疗可以起到止痛、减轻肿瘤负荷等作用，为了控制全身肿瘤的进展，还是需要进行化疗、靶向治疗、免疫治疗等抗肿瘤治疗。故选 ACE。

二、填空题

1.【答案】近距离治疗　远距离治疗

2.【答案】放射性核素　X 线　加速器

3.【答案】高度敏感　中度敏感　放射抗拒

4.【答案】1～3

5.【答案】10～14　1 年内

6.【答案】1

7.【答案】30Gy

8.【答案】抗肿瘤药　激素类

9.【答案】节律　部位　周期性　禁食—疼痛—缓解　疼痛—禁食—缓解

10.【答案】每分钟 4～5 次　每分钟大于 10 次　持续 3～5 分钟以上才听到一次或听不到肠鸣音

11.【答案】仰卧　稍分开　松弛　右　指腹及指关节掌面由浅入深逐渐加压

12.【答案】压痛及反跳痛　健康　病变　左下腹　逆时针上而下　左后右

13.【答案】速度　6 250～300

14.【答案】恶心　呕吐　腹痛　腹胀　发热　黄疸

15.【答案】淋巴转移　直接蔓延　血行散播

16.【答案】节段性　跳跃性

17. 【答案】穿孔　出血　心血管并发症　腹绞痛　感染

三、判断题（正确的在括号内打√，错误的打×）

1. 【答案】√
2. 【答案】×
3. 【答案】×
4. 【答案】×
5. 【答案】√
6. 【答案】×
7. 【答案】×
8. 【答案】×
9. 【答案】√
10. 【答案】×
11. 【答案】×
12. 【答案】×
13. 【答案】×
14. 【答案】√
15. 【答案】√
16. 【答案】×
17. 【答案】×
18. 【答案】×
19. 【答案】√
20. 【答案】√

四、名词解释

1. 【答案】放射治疗：使用放射线来治疗癌症患者，通过放射治疗使癌细胞被消灭，而正常的组织和细胞能得到康复。

2. 【答案】远距离治疗又称外照射，是指放射源位于体外一定距离，集中照射人体的某部位。

3. 【答案】近距离治疗又称组织间隙放射治疗和腔内放射治疗，是将放射源直接放入病变组织或人体的天然管道内如舌、鼻咽、食管、子宫颈等部位进行照射。

4.【答案】放射性核素其原子核数目衰变到原来数目一半所需的时间称为放射性核素的半衰期（$t_{1/2}$）。

5.【答案】姑息性放射治疗：晚期肿瘤或放射治疗抗拒的肿瘤，通过放射治疗改善临床症状，达到止痛、止血、缓解肿瘤压迫，减轻痛苦，抑制肿瘤生长的目的。姑息性放射治疗一般只给予肿瘤根治量1/3～1/2的剂量。

五、简答题

1.【答案】近距离后装治疗直肠癌的护理措施。①治疗前2天嘱患者进半流质和少渣饮食；②放施源器前进行两次清洁洗肠，肌内注射阿托品0.5mg，交代治疗时注意事项，嘱治疗时放松腹肌，以防施源器下移；③扩张肛门后，将圆筒形施源器送进直肠病变部位，再用固定器进行固定；④治疗结束后轻轻取出施源器进行消毒处理，嘱患者卧床休息20～30分钟。

2.【答案】皮肤和黏膜的放射反应的处理方法。①干性脱皮和痛痒时可给予1%冰片滑石粉。出现湿性脱皮时应立即停止放射治疗，局部涂抹2%硼酸软膏、四环素可的松软膏，也可清洁换药后干燥暴露，经上述处理一般10～14天可痊愈。②鼻咽、鼻腔、口腔和喉部的黏膜反应可致局部干燥和疼痛，宜保持口腔清洁，用复方氯己定含漱液或朵贝液或4%碳酸氢钠溶液漱口，生理盐水鼻咽冲洗，复方薄荷油或淡鱼肝油滴鼻，口服维生素B_2片及中药导赤散。

3.【答案】上消化道出血的处理原则：卧床休息，禁食，密切观察病情变化。适当使用镇静剂（肝硬化患者禁用）。应用止血药，可用去甲肾上腺素8mg加入1000ml水中分次口服或胃管注入。食管静脉破裂出血者静脉注射或静脉滴注血管加压素10U加在5%葡萄糖液200ml中，缓慢静脉滴注，每日用量不宜超过3次，以降低门静脉的压力，对食管、胃底静脉曲张破裂出血有止血效果。并可用三腔或四腔气囊管压迫止血。输液输血，防止休克及电解质平衡紊乱。预防并发症。必要时手术。

第十一章

康复护理学

一、选择题

A 型（最佳选择题）

1. 有效的干预，有（　）慢性疲劳综合征患者可以恢复健康状态
   A. 50%
   B. 60%
   C. 100%
   D. 10%
   E. 30%
2. 以下不是康复护理特点的是(　)
   A. 基础护理是康复护理的基础
   B. 康复护理紧密围绕改善提高功能这一核心实施专科护理
   C. 没有康复特色的照顾护士不能称之为康复照顾护士
   D. 康复护理强调“替代护理”，主张“我为患者提供优质护理”
   E. 康复护理强调主动护理
3. 关于亚健康状态的说法，不正确的是(　)
   A. 躯体上、心理上的不适应感觉
   B. 主要原因是人体脏器功能下降
   C. 个体自觉身体和精神上的不适
   D. 生化检查指标有异常改变
   E. 亚健康状况极有可能发展成多种疾病

4. 有关康复医学的描述错误的是(　)
   A. 康复医学的范畴是临床医学和医疗康复
   B. 康复医学的导向是改善功能
   C. 康复医学的手段是医学和康复工程技术
   D. 康复医学的内容是康复评定、康复治疗
   E. 康复医学的目的是保命治病、稳定病情
5. 常用康复照顾护理技术不包括(　)
   A. 体位的摆放
   B. 吞咽锻炼
   C. 膀胱照顾护士
   D. 活动锻炼
   E. 生理照顾护士
6. 有关活动对机体影响的描述错误的是(　)
   A. 提高神经系统的调节能力
   B. 运动提高代谢能力，降低骨组织对钙、磷等矿物质的吸收
   C. 预防术后血栓性静脉炎
   D. 改善情绪，改善心肺功能
   E. 维持运动器官的形态与功能
7. 针对肌肉收缩的描述正确的是(　)
   A. 静态收缩是肌肉收缩时关节运动
   B. 动态收缩是肌肉收缩时关节不运动
   C. 等长收缩是指肌肉长度不变，张力改变，不产生关节活动的肌肉收缩
   D. 等张收缩是指肌肉张力不变但长度改变，不产生关节活动的肌肉收缩
   E. 协同收缩是指肌肉收缩时，主动肌收缩而拮抗肌不收缩
8. 产生肌力的基本单位是(　)
   A. 肌束
   B. 肌纤维
   C. 肌原纤维
   D. 肌小节

E. 肌腱

9. 组成神经系统结构与功能的基本单位是(　)
   A. 神经元
   B. 神经纤维
   C. 突触
   D. 树突
   E. 轴突

10. 现代康复护理提倡的护理方式是(　)
   A. 替代护理和自我护理相结合
   B. 自我护理和护理援助相结合
   C. 替代护理和护理援助相结合
   D. 替代护理和护理程序相结合
   E. 自我护理和护理程序相结合

11. 康复医学的服务机构包括(　)
   A. 康复医学科
   B. 康复中心
   C. 中间设施
   D. 社区康复
   E. 以上都是

12. 康复护理的目标是(　)
   A. 维持患者肢体功能
   B. 对患者进行心理辅导和支持
   C. 协助患者对功能障碍肢体的训练
   D. 防范其他并发症的形成
   E. 以上都对

13. 康复护理的目的是(　)
   A. 减轻痛苦，促进康复
   B. 使患者尽量减少继发性功能障碍
   C. 提高生存质量
   D. 重返家庭，回归社会
   E. 以上均是

14. 康复医疗应是(　)
A. 临床医疗的后遗症处理
B. 临床医疗的重复
C. 与临床医疗并进，早期介入
D. 药物治疗为主
E. 以医院为主要服务机构
15. 康复治疗的基本原则是(　)
A. 功能训练
B. 全面康复
C. 融入社会
D. 改善生存质量
E. 以上都是
16. 康复医学的主要对象是(　)
A. 病伤者
B. 有功能障碍患者
C. 疼痛患者
D. 老年人
E. 以上都是
17. 属于二级预防范畴的是(　)
A. 早发现
B. 提供假肢
C. 预防接种
D. 就业指导
E. 限制烟酒
18. 属于三级预防范畴的是(　)
A. 早发现
B. 提供假肢
C. 预防接种
D. 早期康复治疗
E. 限制烟酒
19. 属于一级预防范畴的是(　)

A. 早发现
B. 提供假肢
C. 预防接种
D. 就业指导
E. 功能训练

20. 下列属于社区康复工作内容的是( )
A. 就业指导
B. 残疾普查
C. 康复训练
D. 转介服务
E. 以上都是

21. 研究证实，一个人如果卧床或制动3～5周将丢失肌力的( )
A. 20%
B. 30%
C. 40%
D. 50%
E. 70%

22. 长期制动和卧床最早最显著的异常在( )
A. 肌肉系统
B. 心血管系统
C. 骨骼系统
D. 呼吸系统
E. 泌尿系统

23. 长期制动及卧床对心血管系统的影响是( )
A. 直立性低血压
B. 体液重新分布
C. 心功能减退
D. 静脉血栓形成
E. 以上都是

24. 长期卧床或制动对骨骼肌肉系统不会产生的影响是( )
A. 肌肉萎缩

B. 肌无力
C. 关节挛缩
D. 偏瘫
E. 骨质疏松

25. 冠心病Ⅰ期康复目标中哪项不包括( )
A. 低水平运动试验阴性
B. 连续走 200m
C. 上下 1 层楼
D. 运动能力达到 4～6METs
E. 能够适应家庭生活

26. 卒中患者，女，68 岁，能用手杖独立步行 50m。该患者用 Barthel 指数评估，行走项评分为( )
A. 5 分
B. 20 分
C. 10 分
D. 15 分
E. 0 分

27. 利用控制异常运动模式，建立正常运动模式的神经肌肉促进技术称( )
A. Brunnstrom 技术
B. Bobath 技术
C. Rood 技术
D. PNF 技术
E. 运动再学习

28. 步行周期分为站立相和摆动相两个阶段，占比正确的是( )
A. 站立相占 40%
B. 摆动相占 50%
C. 摆动相占 40%
D. 站立相占 70%
E. 站立相占 30%

29. 矫形器的基本作用不包括( )

A. 稳定支持和保护
B. 预防矫正畸形
C. 减轻轴向承重
D. 改善生活独立能力
E. 装饰作用

30. 关于协调性训练的说法，正确的是(　)
A. 两侧轻重不等的，先训练重的一侧
B. 症状轻的患者，可以从步行中开始进行训练
C. 先从小范围缓慢的动作过渡到大范围快速的动作
D. 从简单的单侧逐步过渡到比较复杂的双侧
E. 两侧残疾程度相同的，原则上先从左侧开始

31. 肩关节外展的正常范围是(　)
A. 0 ~ 120°
B. 0 ~ 130°
C. 0 ~ 160°
D. 0 ~ 170°
E. 0 ~ 180°

32. 超声波在人体哪种组织中传播最快(　)
A. 骨骼
B. 软组织
C. 脂肪
D. 肌肉
E. 血

33. 改良 Barthel 指数评定生活基本自理评分为(　)
A. 100 分
B. 60 分以上
C. 40 ~ 60 分
D. 20 ~ 40 分
E. 20 分以下

34. 运用直流电进行治疗时，下列哪种感觉对于患者来说是正常现象(　)

A. 局部皮肤轻度的烧灼感
B. 局部皮肤轻至中度的刺痛
C. 局部皮肤轻度的针刺感和蚁走感
D. 轻微的头晕
E. 皮肤虽有疼痛感，但在能够忍受的范围

35. 脑卒中患者典型的肌痉挛模式表现为(　)
A. 上肢屈肌痉挛，下肢屈肌痉挛
B. 上肢伸肌痉挛，下肢屈肌痉挛
C. 上肢屈肌痉挛，下肢伸肌痉挛
D. 上肢伸肌痉挛，下肢伸肌痉挛
E. 上肢屈肌痉挛，下肢肌力下降

36. 神经源性膀胱失禁型障碍主要治疗原则为(　)
A. 促进膀胱排空
B. 促进膀胱贮尿
C. 控制感染
D. 改善上泌尿系症状
E. 适当排空

X 型（多项选择题）

1. 二级预防的措施是对健康问题的(　)
A. 早期预防
B. 早期诊断
C. 早期发现
D. 预防残疾
E. 早期处理

2. 肌肉的特性包括(　)
A. 伸展性
B. 弹性
C. 黏滞性
D. 兴奋性
E. 收缩性

3. 康复护理的原则包括(　　)
   A. 预防继发性功能障碍
   B. 掌握自我护理方法
   C. 重视心理支持
   D. 提倡团队协作
   E. 强调“替代照顾护士”
4. 在康复治疗中护士应具有下列哪些作用(　　)
   A. 病情的观察者
   B. 康复治疗的实施者
   C. 病情的治疗者
   D. 病房的管理者
   E. 治疗组的协调者
5. 康复医学的服务对象包括(　　)
   A. 功能障碍者
   B. 老年人
   C. 社区内的全体人群
   D. 重点保健人群
   E. 亚健康人群
6. 康复评定包括(　　)
   A. 躯体功能
   B. 认知功能
   C. 言语功能
   D. 心理功能
   E. 社会功能
7. 纽曼系统模式的基本内容包括(　　)
   A. 人
   B. 压力源
   C. 健康
   D. 反应
   E. 预防

二、填空题

1. 康复医学包括________、________和________。
2. 身体的运动形式有________和________。
3. 骨骼肌按其在运动中的不同作用，可分为________、________、________和________。
4. 脑瘫的主要危险因素是________、________、________、________等。
5. 骨折临床处理的三大原则是________、________和________。
6. 国际疼痛学会将疼痛分为________、________和________。
7. 残疾可分为________、________和________三个水平。
8. 现代医学是由________、________、________和________构成的一个完整的体系。
9. 言语障碍是指组成言语的________、________、________、________四个主要方面的功能，单独或两个以上共同受损。
10. 康复治疗内容丰富，包括________、________、________、________、________及________等。
11. 一个完整的运动处方应包括________、________、________、________、________的注意事项。
12. 长期制动及卧床对心血管系统的影响包括________、________、________和________。
13. 临床常用的肌力评定方法有两种，即________和________。
14. 徒手肌力检查的级别判定依据包括________、________和________。
15. 常见的言语障碍包括________、________和________。
16. 温度觉评定时使用的冷水与温水温度分别是________和________。
17. 关节活动度训练包括________、________、________、________。
18. 步行周期可分________和________两个时相。
19. 脊髓损伤可造成损伤水平以下感觉障碍及________、

________、________功能障碍。

20. 脑卒中患者上下楼梯训练原则是上楼时________先上，下楼时________先下。

三、判断题（正确的在括号内打√，错误的打 ×）

1. 导尿时可不必完全遵守无菌操作技术原则，同时观察尿液的情况，注意保护患者隐私。(　)
2. 骨折患者康复护理的方法包括鼓励患者进行肌肉等张收缩练习。(　)
3. 康复护理的目标是以患者能够独立生活、提高生活质量作为主要目标。(　)
4. 压疮根据其严重程度分为 4 度：Ⅳ度为组织破溃达到肌肉或骨组织。(　)
5. 残疾是指由于各种躯体、身心、精神疾病或损伤以及先天性异常所致的人体解剖结构或生理功能的异常，造成身体短期的损害。(　)
6. 放射治疗的患者注意放疗期间和结束后半年避免太阳光照射皮肤；皮肤瘙痒时避免抓挠和刺激，避免进食刺激性食物。(　)
7. 骨质疏松症的表现主要为疼痛、身长缩短、驼背、骨折、呼吸功能下降等。(　)
8. 截肢的康复护理是指从截肢术后处理到假肢的安装和使用直至重返社会全过程的康复训练和护理。(　)
9. 关节活动度是指关节的近端向着或离开远端运动，近端骨所达到的最终位置和开始位置的夹角(　)。
10. 留置导尿管患者尿道口每日清洗消毒一次，储存尿袋不必每日更换。(　)

四、名词解释

1. 康复
2. 康复医学
3. 康复护理

4. 社区康复
5. 活动学
6. 残疾评定
7. 神经系统
8. 神经元
9. 运动治疗
10. OT
11. 良姿位
12. 关节活动度
13. 肌张力
14. 物理因子疗法
15. 等张运动
16. 等长运动

三、简答题

1. 简述康复护理的目的。
2. 试述实施康复护理中应遵循的原则。
3. 试述活动对机体的影响。

答案与解析

一、选择题

A 型（最佳选择题）

1.【答案】E

2.【答案】D；康复护理特点：变替代护理为自我护理，即主动护理，D 错误。

3.【答案】D；亚健康状态：介于无症状疾病和有症状疾病之间的第三状态，亚健康者达不到人的健康标准，也达不到对于临床疾病的诊断标准。亚健康状态分为几种表现形式，表现在身体上、心理上、社会属性上。身体上包括记忆力减退、睡眠障碍、免疫力低下。心理上包括情绪低落、易怒、暴躁、精神不集中、记忆力减退。社会属性上包括不能正常地处理工作与学习，甚至工作与家庭之间的关系。它的表现形式较多，危害较大，所以调节好自己的亚健康的状态，可以避免某些疾病的发生，也可以改善人际关系。D 错误。

4. **【答案】**E；康复医学是为了加强功能康复的目的而应用有关功能障碍的预防、诊断和评估、治疗、训练和处理的一门医学学科。E 错误。

5. **【答案】**D；常用康复照顾护理技术包括体位的摆放、呼吸训练与排痰、吞咽训练、肠道训练、皮肤护理、心理护理等，D 错误。

6. **【答案】**B；活动对机体的影响：提高神经系统的调节能力；改善情绪与调节精神和心理状态；提高代谢能力与改善心肺功能；维持运动器官的形态与功能；促进代偿机制的形成与发展；预防术后血栓性静脉炎；促进机体损伤的恢复。B 错误。

7. **【答案】**C；静态收缩又称为等长收缩，是指肌肉在等张收缩时，它的长度没有变化，肌肉的两端跨过关节和附着在骨骼上的角度也没有变化，关节不运动，A 错；动态收缩，肌肉收缩时关节运动，B 错；等长收缩是指肌肉在收缩过程中肌肉长度不变，不产生关节运动，但肌肉内部的张力增加，C 对；等张收缩指肌肉张力保持恒定而长度发生变化的肌肉收缩，产生关节活动的肌肉收缩，D 错；协同收缩，肌肉收缩时，主动肌、拮抗肌同时收缩，肌张力增加，不产生关节运动，E 错。故选 C。

8. **【答案】**D；肌力产生的基本单位是肌小节。

9. **【答案】**A；组成神经系统结构与功能的基本单位是神经元。

10. **【答案】**A；现代康复护理提倡的护理方式是替代护理和自我护理相结合。

11. **【答案】**E；康复医学的服务机构包括康复医学科、康复中心、中间设施和社区康复。

12. **【答案】**E；康复护理的目标：维持患者肢体功能；对患

者进行心理辅导和支持；协助患者对功能障碍肢体的训练；防范其他并发症的形成；对患者和家属的健康指导。

13.【答案】D；康复护理的目的是针对病、伤、残者的功能障碍，以整体的人为对象，最大限度地减轻患者的功能障碍或恢复病、伤、残者的功能，从而提高生活质量，早日重返家庭，回归社会。故选 D。

14.【答案】C；康复医疗不仅是临床医疗的延续，而应是与临床医疗同时进行，必须从早期开始。

15.【答案】E；康复治疗的基本原则是功能训练、全面康复、重返社会和改善生存质量。康复医学是一门以消除和减轻人的功能障碍，弥补和重建人的功能缺失，设法改善和提高人的各方面功能的医学学科，也就是功能障碍的预防、诊断、评估、治疗、训练和处理的医学学科。

16.【答案】E；本题主要考查的知识点是康复医学的对象。康复医学的对象是残疾人及有各种功能障碍的慢性病患者和老年病者，此外还有一些急性伤病和手术前后的患者。他们的共同特点是都有功能障碍。以上都对。

17.【答案】A；二级预防是疾病症状前的干预措施，做好早发现、早诊断和早治疗。比如心肌梗死、脑梗死已经发现临床症状，采取药物等方法，阻止产生并发症及后遗症。

18.【答案】B；三级预防其实就是借助各种临床治疗手段，对疾病进行治疗。

19.【答案】C；一级预防是为了防止疾病的发生，对危险因素进行有效干预和防范，如抗感染、提高机体免疫力及营养支持等。

20.【答案】E；社区康复的工作内容如下。①预防：依靠社区的力量，落实各项有关残疾预防的措施。②普查：依靠社区的力量，在本社区范围内挨家挨户进行调查。③康复训练：依靠社区的力量，在家庭和（或）在社区康复站，对需要进行功能训练的残疾人，开展必要的、可行的功能训练。④教育康复：依靠社区的力量，帮助残疾儿童解决上学问题，或组织社区内残疾儿童的特殊教育学习班。⑤职业康复：对社区内还有一定劳动能力的、有就业潜力的青壮年残疾人，进行就业前的评估和训练，指导自谋生计的本领和方法。⑥康复：组织残疾人自己的文体活动，依靠社区的力量，解决医疗、住房、交通、参加社会生活等方面的困难和问题。⑦独立生活指导：提供有关残疾人独立生活的咨询和服务。

21.【答案】D；绝对卧床1周可使肌力减小20%，3～5周后可降至50%，制动2个月后肌容积将减少50%，最终导致肌肉萎缩。

22.【答案】A；长期制动和卧床最早最显著的异常在肌肉系统，绝对卧床1周可使肌力减小20%，3～5周后可降至50%，制动2个月后肌容积将减少50%，最终导致肌肉萎缩。

23.【答案】E；长期制动及卧床对心血管系统的影响：①直立性低血压。卧床较久后神经血管系统反射调节的能力减退或丧失，会出现直立性低血压，临床表现为面色苍白、出汗、头晕、心率增加、脉压下降，严重者产生晕厥。②心率加快，心功能减退。长期卧床由于躯体情况的变化，基础心率增加，心脏储备减少，心脏每搏输出量、每分输出量减少，左心室功能减退，静息态心率增加，心脏对定量负荷反应变差。③静脉血栓形成。长期卧床容易产生静脉血栓，其发生率与卧床时间长短成正比关系。④血容量改变。长期卧床可引起血容量进行性减少，血浆容量减少导致血黏稠度增加。

24.【答案】D；长期卧床或制动对骨骼肌肉系统影响包括肌肉萎缩、肌无力、关节挛缩、骨质疏松等，不会造成偏瘫。

25.【答案】D；本题考查冠心病Ⅰ期康复目标。Ⅰ期康复治疗目标是低水平运动试验阴性，可以按正常节奏连续行走100～200m或上下1～2层楼而无症状和体征。运动能力达到2～3METs，能够适应家庭生活，使患者理解冠心病的危险因素及注意事项，在心理上适应疾病的发作和处理生活中的相关问题。本题为选非题，故正确答案为D。

26.【答案】D；行走项目得分等级为15，10，5分。15分的定义为：患者能独立步行50m，可以穿脱假肢或使用支具、腋杖手杖，但不能用带轮的助行具，如用支具时，应能在站立或坐下时将其锁住或打开，但不包括穿脱支具（属于穿衣项目）；10分：在较少帮助下行走50m，在监督或帮助下完成上述活动；5分：能操纵轮椅前进、后退等，并能操纵轮椅行走至少50m。故选D。

27. 【答案】A；利用控制异常运动模式，建立正常运动模式的神经肌肉促进技术称Brunnstrom技术。

28. 【答案】C；步行周期是指行走过程中一侧足跟着地至该侧足跟再次着地所经过的时间。每一侧下肢有各自的步行周期。每一个步行周期分为站立相和迈步相两个阶段。站立相又称作支撑相，为足底和地面接触的时期；摆动相又称作迈步相，指支撑腿离开地面向前摆动的阶段。站立相约占步行周期的60%，摆动相占40%。

29. 【答案】E；矫形器的基本作用：①稳定与支持；②固定与矫正；③保护与免负荷；④代偿与助动。装饰作用不是基本作用。

30. 【答案】D；无论症状轻重的协调性功能障碍患者，都应从卧位训练开始，从大范围、快速的动作到小范围、慢速的动作，两侧轻重不等的，要从轻侧开始；两侧相同者，应从右侧开始。D正确。

31. 【答案】E；肩部各关节在活动时，既有各关节的单独活动，又有其关节间的配合协调运动，使肩部各关节形成一个完整的统一体。当任何一个关节发生病变时，都能影响其整体的功能活动。肩关节复合体的主动运动功能包括外展、内收、前屈、后伸、外展前屈、外展后伸、外展旋转、中立位旋转和环转，其主动运动时的活动范围如下。外展：上臂离开躯体侧方向外抬举，正常范围0～180°；内收：上臂经躯体前向对侧肢体靠拢，正常范围0～45°；前屈：上臂向躯体前方伸出并抬举，正常范围0～180°；后伸：上臂向躯体后方伸出并抬举，正常范围从0～60°；外展前屈：上臂外展90°，水平位经躯体前方向对侧肢体靠拢，正常范围0～135°；外展后伸：上臂外展90°，水平位向躯体后方伸展，正常范围0～30°。

32.【答案】A；超声波的传播速度与超声波的频率无关，与介质的弹性、密度、温度和压力等因素有关。一般来说，固体中超声波的传播速度最快，液体次之，气体最慢。介质的温度越高，超声波的传播速度越快。故选A。

33.【答案】B；改良 Barthel 指数评定生活基本自理评分：正常为100分；≥60分，生活基本自理；41～59分，中度功能障碍，生活需要帮助；21～40分，重度功能障碍，生活依赖明显；≤20分，生活完全依赖。

34.【答案】C；直流电进行治疗时，患者可感到局部皮肤轻度的针刺感和蚁走感。

35.【答案】C；脑卒中患者典型的肌痉挛模式表现为上肢屈肌痉挛，下肢伸肌痉挛（上肢是屈曲的，下肢是伸直的）。

36.【答案】E

X型（多项选择题）

1.【答案】BCE；二级预防则是在疾病临床前，做好早发现、早诊断和早治疗。

2.【答案】ABCDE；骨骼肌的生理特性：兴奋性、传导性、收缩性。骨骼肌的物理特性：伸展性、弹性、黏滞性。

3.【答案】ABCD；康复护理的原则。①早期同步。即早期预防、早期介入，与临床护理同步进行。把康复护理的重点放在急性期和恢复早期，这是功能恢复的关键。②主动参与。由替代护理过渡到促进护理和自我护理，激发患者独立完成活动。③功能重建。残疾发生后应按照复原、代偿、适应的原则重建功能。④整体多面。把患者作为整体，从身心以及职业、社会各方面，运用各种康复护理的方法，实现康复。故选ABCD。

4.【答案】ABDE；在康复治疗中，病情的治疗者是医生，C错，故选ABDE。

5.【答案】ABE；康复医学的服务对象不仅包括残疾人、老年人、慢性病患者，而且包括急性期和恢复早期患者、亚健康人群。

6.【答案】ABCDE；康复评定包括：①躯体功能评定：肌力（四肢、颈部和躯干肌）评定、关节活动度评定、痉挛的评定、感觉评定（包括疼痛评定）、协调与平衡功能评定、日常生活活动（ADL）能力评定、步态分析、神经电生理评定、心肺功能评定、泌尿和性功能评定等。②精神功能评定：认知功能评定、情绪评定、失用症和失认症的评定、智力测定、性格评定等。③言语功能评定：失语症评定、构音障碍评定、言语失用症评定、言语错乱评定、言语发育迟缓评定。④社会功能评定：社会生活能力评定、生活质量评定、就业能力评定等。

7.【答案】ABDE；纽曼系统模式的基本内容包括人、压力源、反应、预防。

二、填空题

1.【答案】康复预防　康复评定　康复治疗

2.【答案】平移　旋转

3.【答案】原动肌　拮抗肌　固定肌　协同肌

4.【答案】早产　低体重　胎儿宫内窘迫　出生窒息　高胆红素血症

5.【答案】复位　固定　康复治疗

6.【答案】神经性疼痛　中枢性疼痛　外周性疼痛

7.【答案】残损　残疾　残障

8.【答案】预防医学　保健医学　临床医学　康复医学

9.【答案】听　说　读　写

10.【答案】物理疗法　作业疗法　言语疗法　康复心理疗法　康复工程　中国传统疗法

11.【答案】运动方式　运动强度　运动持续时间　运动频率　运动治疗

12.【答案】体液重新分布　心功能减退　静脉血栓形成　直立性低血压

13.【答案】徒手肌力检查　器械肌力测试

14.【答案】阻力因素　视触觉感知　重力因素

15.【答案】失语症　构音障碍　言语失用症

16.【答案】5～10℃　40～50℃

17.【答案】持续被动活动　关节松动术　关节牵引术　软组织牵引术

18.【答案】站立相　摆动相

19.【答案】运动　自主神经　括约肌

20.【答案】健腿　患腿

三、判断题（正确的在括号内打√，错误的打×）

1.【答案】×

2.【答案】√

3.【答案】√

4.【答案】√

5.【答案】√

6.【答案】×

7.【答案】√

8.【答案】√

9.【答案】√

10.【答案】×

四、名词解释

1.【答案】康复是指综合协调地应用各种措施消除或减轻病、伤、残者身心、社会功能障碍以达到和保持生理、心理和社会功能方面的最佳状态，使病、伤、残者能提高生存质量和重返社会。

2.【答案】康复医学是以研究病、伤、残者功能障碍的预防、评定和治疗为主要任务，以改善躯体功能、提高生活自理能力、改善生存质量为目的的一个医学学科，是具有独立的理论基础、功能评定方法、治疗技术的医学应用学科。

3.【答案】康复护理是在康复计划的实施过程中，由护士配合康复医师和治疗师等康复专业人员，对康复对象进行基础护理和实施各种康复护理专门技术，以预防继发性残疾，减轻残疾的影响，达到最大限度的功能改善和重返社会。

4.【答案】社区康复是指在社区内，利用和依靠社区的人力资源，根据社区内康复对象的康复需求，由康复对象及其家属参与的康复。

5.【答案】活动学是运用物理学方法来研究人节段运动和整体运动时，各组织和器官的空间位置随时间变化的规律，以及伴随运动而发生的一系列生理、生化、心理等改变。它是运动疗法的理论基础之一。

6.【答案】残疾评定是依据国家现有标准，对病、伤、残者的功能障碍进行评定，并对存在障碍的性质、范围、类别及其严重程度作出判断，为制订和调整康复治疗方案、评估治疗效果及判断预后提供依据。

7.【答案】神经系统是人体结构与功能最复杂的系统，由数以亿万计的互相联系的神经细胞组成，在机体内起主导作用，控制和调节着各个系统的活动，使机体成为一个有机整体。

8.【答案】神经元即神经细胞，是神经系统的结构与功能的基本单位，具有感受刺激和传导神经冲动的功能。

9.【答案】运动治疗是为了缓解症状或改善功能，根据伤病的特点进行全身或局部的运动以达到治疗目的的方法。运动治疗在恢复、重建功能中起着极其重要的作用，逐渐成为物理治疗的主体，是康复治疗的重要措施之一。

10.【答案】作业治疗简称 OT，是应用有目的的、经过选择的作业活动，对由于身体上、精神上、发育上有功能障碍或残疾，以致不同程度地丧失生活自理能力和劳动能力的患者，进行评价、治疗和训练的过程，是一种康复治疗方法。

11.【答案】良姿位是指躯体、四肢的良好体位，具有防畸形，减轻症状，使躯干和肢体保持在功能状态的作用。

12.【答案】关节活动度又称关节活动范围（ROM），是指关节运动时所达到的最大弧度。

13.【答案】肌张力是指肌肉组织在静息状态下的一种不随意的、持续的、微小的收缩，即在做被动运动时，所显示的肌肉的紧张度。

14.【答案】物理因子疗法简称理疗，是指应用天然或人工物理因子作用于人体，通过人体神经、体液、内分泌和免疫等生理调节机制，达到保健、预防、治疗和康复目的的方法。

15.【答案】等张运动是指肌肉张力不变但长度改变，产生关节活动的肌肉收缩，可分为向心性收缩和离心性收缩。

16.【答案】等长运动是指肌肉长度不变，张力改变，不产生关节活动，也称静态收缩。

三、简答题

1.【答案】康复护理的目的。①减轻患者功能障碍的程度，尽可能促进或改善各方面的功能；②预防或改善继发性的功能障碍；③最大限度地提高或恢复生活自理能力；④重复家庭，回归社会，最终提高生存质量。

2.【答案】实施康复护理中应遵循的原则。①预防继发性功能障碍：是康复照顾护士的首要原则；②掌握自我护理方法：是康复护理的核心要素；③重视心理支持：是康复护理发挥作用的保障；④提倡团队协作：是康复照顾护士正常运作的必要环节。

3.【答案】活动对机体的影响。①提高神经系统的调节能力；②改善情绪，调节精神和心理；③提高代谢能力，改善心肺功能；④维持运动器官的形态与功能；⑤促进代偿机制的形成和发展；⑥预防术后血栓性静脉炎；⑦促进机体损伤的恢复。

第十二章

中医护理学

一、选择题

A 型（最佳选择题）

1. 下列患者不需要光线较暗的是(　)
   A. 急性热证患者
   B. 阳虚的患者
   C. 长期卧床的患者
   D. 眼疾的患者
   E. 肝阳上亢，肝风内动的患者
2. 根据情志护理中相制的原理，思则以（　）相制
   A. 悲
   B. 喜
   C. 怒
   D. 恐
   E. 忧
3. 关于孕期妇女与产后妇女在饮食护理中的描述，不正确的是(　)
   A. 妊娠恶阻妇女应食用健脾、和胃、理气食物
   B. 妊娠后期应少食胀气、涩肠类食物
   C. 妊娠期进食甘平、甘凉补益食物
   D. 产后妇女平补阴阳气血，尤以补阳养血为主
   E. 产后妇女滋补应补而不腻

4. 中药煎药用水，下列描述不正确的是(　)
   A. 选取的水质若不好，可先煮沸放冷后再用来煎药
   B. 药材倒入容器内，第一煎加水应超过药物 3 ~5cm 处
   C. 煎药过程中，若水不够可随时加水
   D. 煎药之前宜先用冷水泡药
   E. 一般复方药泡药需要 30 分钟至 1 小时
5. 下列药物不需要先煎特殊煎煮的药物是(　)
   A. 介壳类
   B. 矿石类
   C. 泥沙多的药物
   D. 质轻量多的植物药
   E. 对咽喉有不良刺激的药物
6. 在中医用药“八法”中下列护理措施不正确的是(　)
   A. 服药宜空腹温开水送下
   B. 服药后轻微腹痛是正常现象
   C. 服药后中病即止，不可久服
   D. 患者服药期间应多下床活动，促其排便
   E. 服药期间应多食水果和蔬菜
7. 关于熏洗疗法的描述不正确的是(　)
   A. 在熏蒸操作前与患者做好解释后即可直接进行熏蒸
   B. 溻渍法：整个操作过程中应保持敷布的湿度
   C. 坐浴法：肛门疾患常在解大便后坐浴
   D. 全身药浴法：饭前、饭后 30 分钟不宜淋浴
   E. 腾洗法：应用之前用患者手臂测试水温
8. 关于针刺前准备工作的描述正确的是(　)
   A. 针检修合格后，可用煮沸消毒方法
   B. 操作者为操作方便，可将手直接接触针身
   C. 患者体位只考虑患者的舒适度
   D. 患者的皮肤可直接应用 75% 乙醇消毒
   E. 使用一次性毫针无须检修
9. 以下哪项不属于拔罐法的禁忌证(　)

A. 骨骼凹凸不平、毛发较多的部位
B. 皮肤有溃疡、水肿和大血管分布处
C. 面积较大、肌肉丰厚部位
D. 高热抽搐者
E. 孕妇腰腹部

10. 关于水针法操作的描述，不正确的是( )
A. 推药速度虚寒宜缓慢
B. 选穴一般宜2～4个
C. 年老体弱者药量宜少
D. 不可选取阿是穴
E. 四肢部位穴位注射的药量为1～2ml

11. 临床常用于治疗虚寒性呕吐、腹痛、腹泻、风寒痹痛、痛经的间接灸法，宜采用的是( )
A. 隔姜灸
B. 隔蒜灸
C. 隔盐灸
D. 隔附子饼灸
E. 以上均可

12. 滞针的发生与下列因素无关的是( )
A. 毫针刺入肌腱
B. 精神紧张
C. 行针捻转角度过大
D. 患者体位不适或改变体位
E. 留针时间过长

13. 肾虚头痛呈( )
A. 头痛而晕
B. 头痛而空
C. 头痛而眩
D. 头痛如锥刺
E. 头痛如裹

14. 原发肾炎，又复患风寒感冒出现恶寒无汗、咳嗽、胸满、腰

痛尿少、全身浮肿时，在标本缓急护理治则上应(　)

A. 先解表后温阳化水

B. 先温阳化水后解表

C. 同时解表与温阳化水

D. 单纯温阳化水

E. 单纯解表

15. 中气不足、脾阳不运可致腹胀便秘，护理法则为(　)

A. 虚则补之

B. 实则泻之

C. 塞因塞用

D. 通因通用

E. 热因热用

16. 提出著名的“三因学说”者是(　)

A. 扁鹊

B. 华佗

C. 陈无择

D. 刘宗素

E. 张从正

17. 根据阴阳的可分性，后半夜为(　)

A. 阳中之阴

B. 阳中之阳

C. 阴中之阳

D. 阴中之阴

E. 阳中之太阳

18. 肺病及肾的五行传变是(　)

A. 相生

B. 相克

C. 相乘

D. 相侮

E. 母病及子

19. 五脏是指(　)

A. 心、肝、胆、肺、肾
B. 心、肝、胆、脾、肾
C. 心、肝、脾、肺、肾
D. 心、肝、脾、胃、肾
E. 心、肝、胆、胃、肾

20. 在脏腑之中，生命活动的中心为(　)
A. 心
B. 脑
C. 五脏
D. 六腑
E. 奇恒之腑

B 型（配伍选择题）

(1～2 题共用备选答案)
A. 阳中之阳
B. 阴中之阳
C. 阳中之阴
D. 阴中之阴
E. 阴中之至阴

1. 在不同时间段的阴阳属性划分中，前半夜属(　)
2. 以脏腑部位来划分其阴阳属性，则肝是(　)

(3～4 题共用备选答案)
A. 实热证
B. 实寒证
C. 虚热证
D. 虚寒证
E. 真寒假热证

3. 阴虚所致的证候是(　)
4. 阳盛所致的证候是(　)

(5～6 题共用备选答案)
A. 阴不足则阳相对亢盛

B. 阳有余以致阴液受损
C. 阴消亡则阳无所依
D. 阳不足则阴相对有余
E. 阴邪有余以致阳气受损

5. “阴盛则阳病” 的含义为(　)
6. “阳盛则阴病” 的含义为(　)

(7 ~ 8 题共用备选答案)

A. 热极似寒、寒极似热
B. 寒极生热、热极生寒
C. 阴胜则寒、阳胜则热
D. 阴虚则热、阳虚则寒
E. 阴损及阳、阳损及阴

7. 可以用阴阳互根理论解释的是(　)
8. 可以用阴阳转化理论解释的是(　)

X 型 (多项选择题)

1. 在护病求本中，下列属于反护法的是(　)
A. 热者寒之
B. 寒者热之
C. 真热假寒寒药宜冷服
D. 热证患者寒药宜温热服
E. 真寒假热热药宜凉服

2. 施灸时，一般应遵循以下原则(　)
A. 先灸阳经，后灸阴经
B. 先灸上部，后灸下部
C. 施灸的壮数，应先灸少而后灸多
D. 先灸艾炷小者，后灸艾炷大者
E. 以上都不对

3. 对于刮痧疗法，下列描述正确的是(　)
A. 所选定部位，从外向内，从上向下，朝一个方向刮拭
B. 刮痧时刮痧用具与所需部位以 45° ~ 90°进行刮拭

C. 刮痧后即可洗澡
D. 刮痧可根据痧斑或痧点判断病情
E. 刮拭程度必须皮下出痧点或痧斑

4. 关于全身药浴法的描述正确的是(　)
A. 药液温度不超过50℃
B. 妇女月经期酌情使用
C. 一般适用于能自行活动者
D. 年老体弱、精神欠佳者慎用
E. 一般可先用药液熏蒸全身，后洗

5. 关于中药保留灌肠的描述正确的是(　)
A. 慢性结肠炎，应取左侧卧位
B. 药量在200～500ml
C. 肛管进入直肠10～15cm
D. 液面距肛门小于30cm
E. 药液保留直肠内1小时以上

6. 中医四大经典著作是(　)
A.《内经》
B.《类经》
C.《难经》
D.《神农本草经》
E.《伤寒杂病论》

二、填空题

1. 三因制宜包括________、________和________。
2. 在病证后期调护中，防止因劳复病是指________、________和________。
3. 中医“治未病”指的是________和________。
4. 根据施灸时，皮肤与艾炷之间放不放中介物，又分为________和________。
5. 灌肠前应先了解病变部位以便掌握灌肠时的卧位，在给阿米巴痢疾患者灌肠时应采取________卧位。

6. 推拿手法的基本要求是________、________、________、________。
7. 中药离子导入法，一般局部电流不超过________毫安，全身电流量不超过________毫安，小部位不超过________毫安，面部电流量不超过________毫安。
8. 厥证在临床上有________、________、________、________、________。

三、判断题（正确的在括号内打√，错误的打×）

1. 辨证论治之“证”指的是症状。（ ）
2. 整体观念，是中医学关于人体自身的完整性及人与自然、社会环境的统一性认识。（ ）
3. “阴在内，阳之守也；阳在外，阴之使也”说明了阴阳之间的互根互用。（ ）
4. 阴阳是指事物内部的一分为二。（ ）
5. 心经与手太阳小肠经相表里。（ ）
6. 在发病过程中，邪气的作用是发病的重要条件。（ ）
7. 六淫之中只有外感而无内生的邪气是“暑”。（ ）
8. 火的特性是曲直。（ ）
9. 以阴阳失调来阐释真寒假热或真热假寒，其病机是阴阳格拒。（ ）
10. 燥邪致病最易损伤人体的是津液。（ ）
11. 牙龈红肿热痛多属胃火上攻。（ ）
12. 脉细如线，应指明显，按之不绝为虚脉。（ ）
13. 崩漏的表现是非经期出血不止。（ ）
14. 症见发热恶寒，头痛无汗，口渴，烦躁不安，苔白糙而干，此属表邪入里。（ ）
15. 发热，齿龈红肿疼痛出血，口渴欲饮，舌红脉数，宜诊断为心火亢盛证。（ ）
16. 咳嗽，咯痰清稀，喉痒，微有发热恶寒，舌苔薄白，脉浮紧，应诊为风寒袭表证。（ ）

17. 吐法，是运用涌吐方药以引邪或毒物从口吐出的一种治疗方法。(　)
18. 老年惧泻，少年慎补，其理论根据是因地制宜。(　)
19. 厚味滋补的药，煎药时宜武火急煎。(　)
20. 药物五味的阴阳属性是苦为阳、辛为阴。(　)

四、名词解释

1. 异病同护
2. 移情相制
3. 痉证
4. 肠结证
5. 厥证
6. 寒因寒用
7. 色彩康复法
8. 同病异护
9. 祝由
10. 以情胜情

五、简答题

1. 人和自然界的统一性表现在哪几个方面?
2. 针刺过程中如何预防晕针? 如果出现又如何护理?
3. 坐浴的注意事项有哪些?
4. 腹部剧痛患者如何观察腹部情况?
5. 请说明辨证与施护之间的联系。
6. 简述中药中毒的一般解救原则。

答案与解析

一、选择题

A 型 (最佳选择题)

1. **【答案】** B；阳虚的患者可以在温度适宜的情况下晒一下

太阳，有利于病情恢复。

2.【答案】C；根据中医五行相制原理，木火土金水分别对应怒喜思悲恐。①木克土，即怒制思；②土克水，即思制恐；③火克金，即喜制悲；④水克火，即恐制喜；⑤金克木，即悲制怒。

3.【答案】D；产后妇女平补阴阳气血，尤以滋阴养血为主。

4.【答案】C；中药煎药用水原则上只要是干净的水就行，井水、冷开水、静置一段时间的自来水都可以，以水质洁净新鲜为好。不能用非静止的自来水，开水或热水，A 正确。传统的加水方法是：第一次煎煮时的加水量一般以浸泡 1 小时后，水面超过药物表面 3～5cm 为准，第二次加水量以超过药物表面 3cm 为准，B 正确。在煎煮过程中避免中途加水，加水会影响药物功效，尤其中途加凉水，C 错误。煎药时要先用冷水浸泡 1 小时，然后开始煎煮，D 正确。煎中药最好将中药泡 30～60 分钟，浸泡有利于药材吸足水分，软化，有利于有效成分逐渐溶解在水中，E 正确。故选 C。

5.【答案】E；对咽喉、消化道有不良刺激的药物入煎剂宜包煎，以减少对咽喉、消化道的刺激。

6.【答案】D

7.【答案】A；熏蒸前注意事项：①非工作人员禁止操作；②蒸汽温度高于设定温度，熏蒸温度以不烫为宜，治疗中经常询问患者局部温度，防止烫伤；③熏蒸治疗前必须排除禁忌证，温度设定应遵循由小到大的原则。

8.【答案】A

9.【答案】C；拔罐禁忌证：①局部或者全身性皮肤病患者，拔罐后可能会加重皮肤病，出现红肿、丘疹、水疱等症状。此外，皮肤破损处及其周围也不可进行拔罐，避免加重损伤。②皮下水肿患者，拔罐后可能会导致局部出现皮损，因此皮下水肿患者不宜拔罐。③出血倾向患者，拔罐产生的负压多会加重患者表皮或者体内出血倾向，因此凝血功能障碍、血友病、紫癜等患者不宜拔罐。④不配合者，存在精神疾病、意识不清醒，以及不配合治疗的小儿患者不适合进行拔罐治疗。⑤严重消瘦患者，拔罐会导致体内阳气缺失，严重消瘦、营养不良、肿瘤晚期等体虚患者不宜进行拔罐。⑥孕妇，拔罐具有行气活血的功效，怀孕的患者禁忌拔罐治疗。⑦骨折患者，拔罐会影响骨折部位的稳定性，不利于疾病治愈，因此患者应该避免在骨折附近部位进行拔罐治疗。⑧重度心脏病患者，拔罐会加快全身血运，进而有可能加重心脏病变，所以不建议心脏病较严重的患者进行拔罐治疗。⑨急性病发作期，如高热、抽搐、痉挛，或是癫痫发作期等患者，不宜拔罐。除了上述患者外，心力衰竭、重度糖尿病、严重肺气肿、肝硬化，以及艾滋病、病毒性肝炎、肺结核等传染性疾病患者禁忌拔罐治疗。

10.【答案】D

11.【答案】A；隔姜灸主要作用是温经散寒。姜具有温经散寒的作用，而艾灸可温中健脾、温经散寒，两个作用相叠加可起到1+1>2的效果，对于各种风寒湿邪都有较好的治疗作用。外感的风寒感冒、恶心、呕吐、呃逆，或各种风寒湿痹、关节疼痛、局部肌肉疼痛，以及膝关节、踝关节肿痛等均可用隔姜灸进行治疗。

12.【答案】D；滞针多因患者精神过度紧张或因疼痛而致局部肌肉痉挛，当针刺入腧穴后，患者肌肉强烈收缩；或行针不当，向单一方向捻转太过，以致肌肉组织缠绕针体；或留针时间过长而中间未行针，有时也可出现滞针。

13.【答案】B

14.【答案】C

15.【答案】C

16.【答案】C；提出著名的“三因学说”者是陈无择。

17.【答案】C；根据阴阳的可分性，后半夜为阴中之阳。

18.【答案】E；本题考察五脏相生关系的传变，肺属金，肾属水，金生水。故肺为母脏，肾为子脏。肺病及肾，即属母病及子。故选E。

19.【答案】C；五脏是指心、肝、脾、肺、肾。

20.【答案】C；藏象学说的主要特点是以五脏为中心的整体观，主要体现在以五脏为中心的人体自身的整体性及五脏与自然环境的统一性两个方面。

B型（配伍选择题）

1.【答案】D；黑夜属阴，故前半夜为阴中之阴。

2.【答案】B；肝位于属阴的膈下腹中，但有喜条达、主升的属阳特性，故为"阴中之阳"脏。

3.【答案】C；虚热证的病机是"阴虚"，故曰"阴虚则热"。

4.【答案】A；实热证的病机是"阳盛"，故曰"阳盛则热"。

5.【答案】E；"阴盛"指阴邪有余，"阳病"指阳气受损而不足。

6.【答案】B；"阳盛"指阳邪偏盛，"阴病"指阴液受损而不足。

7.【答案】E；阴和阳互为其根，因此在病理情况，阳损可以及阴而致阴虚，阴损可以及阳而致阳虚。所以"阴损及阳、阳损及阴"可以用阴阳互根理论加以解释。

8.【答案】B；阴和阳在一定条件下可以向其各自相反的方面转化，所以属阳的热可以转化为属阴的寒，反之亦然。所以"寒极生热、热极生寒"可以用阴阳转化理论加以解释。

X型（多项选择题）

1.【答案】DE；中医护理之反护法，又称从治从护法，即顺从疾病假象而护理的一种方法。但是实质上，还是在护病求本的原则指导下，对假象去伪存真，求得假象后面的真相，针对疾病本质而进行护理的方法，仍是"护病求本"，主要包括四个方面："热因热用""寒因寒用""塞因塞用""通因通用"。

2.【答案】ABCD；在艾灸时我们一定要遵从先阳后阴、先上后下、先左后右、先少后多、先背面后腹面的原则。先阳后阴，可以从阳引阴，不会使阳气过亢。从上后下，可以避免头面部有轰热之感。先少后多，可以使艾炷的火力由弱增强，使人能易于接受。当然，具体施灸的时候也应灵活调整，要根据患者的具体情况选择合适的艾灸方法。

3.【答案】BD；刮痧的顺序应先头颈，后躯干，再四肢，刮拭面尽量拉长。胸、腹、肩部方向均由内向外，即由前、后正中线向身体两侧刮拭；其他部位如头、颈部、背部、四肢方向均由上向下。刮痧时采用腕力，力量应均匀，逐渐加重，根据患者的病情及反应调整力度。刮时要沿同一个方向进行，A 错。刮痧角度：刮痧器具与皮肤间的角度以 45°～90°为宜，不可成推、削之势，B 对。刮痧时会把皮肤的毛孔打开，刮痧后人体的毛孔处于开放状态，如果刮痧后马上洗澡会导致湿寒之邪侵入身体，不仅会影响疗效，还可能会引起新的病症，比如容易出现全身疼痛的症状，容易感冒等，C 错。刮痧可根据痧斑或痧点判断病情，D 对。刮痧时力度的要求为“重而不板，轻而不浮”。一般以刮痧部位出痧后呈现微红色或紫红色的痧点、斑块为度，但由于每个人的体质情况不一样，所以刮痧后出痧的颜色和轻重程度也会有区别，但只要刮痧的部位、手法正确，就能起到相应的调理效果，在刮痧时不可一味地强求出痧，E 错。故选 BD。

4.【答案】ACDE；月经期间不建议泡浴及药浴。因为月经期间子宫口张开，泡浴容易感染，而且易促进血液循环，导致月经量多，泡药浴还有可能会影响内分泌的正常分泌，出现月经不调的情况，B 错。

5.【答案】ACDE；中药保留灌肠药量在 100ml 左右，B 错误。

6.【答案】ACDE；中医四大经典著作是《内经》《难经》《神农本草经》《伤寒杂病论》。

二、填空题

1.【答案】因时　因人　因地

2.【答案】劳神　劳力　房劳

3.【答案】未病行防　既病防变

4.【答案】直接灸　间接灸

5.【答案】右侧

6.【答案】持久　有力　均匀　用力

7.【答案】1　2　3　5

8.【答案】气厥　痰厥　食厥　血厥　暑厥

三、判断题（正确的在括号内打√，错误的打×）

1.【答案】×

2.【答案】√

3.【答案】√

4.【答案】×

5.【答案】√

6.【答案】√

7.【答案】√

8.【答案】×

9.【答案】√

10.【答案】√

11.【答案】√

12.【答案】×

13.【答案】√

14.【答案】×

15.【答案】×

16.【答案】×

17.【答案】√

18.【答案】×

19.【答案】×

20.【答案】×

四、名词解释

1.【答案】所谓异病同护，是指不同疾病，所表现的证候相同，施护的方法亦同。

2.【答案】移情就是将注意力转移，相制即是以一种情志抑制另一种情志，达到淡化，甚至消除不良情志，以保持良好的精神状态的一种情志护理方法。

3.【答案】痉证是以项背强直，四肢抽搐，甚至角弓反张为主的病症。

4.【答案】腹部阵发性痛，伴肠蠕动波，腹胀呕吐，停止排气排便。

5.【答案】厥证是指突然昏倒，不省人事，四肢厥冷，面色苍白为主的病症。

6.【答案】寒因寒用是指用寒性药物及寒凉法治疗和护理有假寒症状的病症之法。

7.【答案】色彩康复法是以五色配五脏情志的理论为指导，利用自然界有关颜色，让患者用眼观望，从而产生影响，以促进身心康复的方法。

8.【答案】由于发病的时间、地区以及患者机体反应性不同，或处于不同的发展阶段，所表现出的证不同，护理上应根据不同的情况，采取不同的护理方法，谓之同病异护。

9.【答案】祝说发病的原由，转移患者精神，达到调整患者气机，使精神内守以治病的方法。

10.【答案】以情胜情是有意识地采用一种情志抑制另一种情志，达到淡化，甚至消除不良情志，以保持良好的精神状态的一种情志护理方法。

五、简答题

1.【答案】(1) 时间：①季节气候对人体的影响；②昼夜晨昏对人体的影响。(2) 空间：地方区域对人体的影响。不同地域人们的体质、疾病流行不同。

2.【答案】①预防晕针：对初次接受针刺或精神过度紧张的患者，要做好解释工作，消除患者的顾虑。对饥饿、汗后、疲劳患者应先进食、饮水、休息后再针刺。同时对这些患者应采取卧位，选穴宜少，手法要轻。在针刺和留针过程中要随时观察患者的神色，有头晕、心慌时应停止操作或起针，让患者卧床休息，预防晕针。②晕针的护理：立即停止针刺，将针全部起出，令患者平卧，清醒者给饮温开水或糖水。如已发生晕厥，用指甲掐或针刺人中、合谷、足三里、内关，灸百会、关元、气海等穴，一般即可苏醒。若症状仍不缓解，可配合其他抢救措施。

3.【答案】①注意保暖，防止风寒侵袭而感冒。坐浴时室温应保持20～22℃。②坐浴时药液温度应保持38～43℃。坐浴过程中另备一罐70℃溶液做加温用。老年人和儿童要注意预防烫伤。③坐浴盆应一人一份，用后清洁消毒，避免交叉感染。④患者坐浴时应观察患者病情有无异常变化，如发现异常，即刻停止坐浴，将患者扶回病室休息，同时报告医生处理。⑤女性患者月经期或阴道出血、妊娠后期忌用坐浴，盆腔器官急性炎症期也不宜坐浴。

4.【答案】观察腹痛性质、部位、诱因、持续时间、并发症，并要认真辨明腹痛的性质和部位。①性质：虚实、气滞、血瘀、虫积、食积等。②部位：大腹、少腹、小腹等。③急症：胃肠穿孔、肠结证、腹腔内出血等。

5.【答案】①辨证：运用中医理论，对四诊所收集的有关病史、症状、体征加以分析、综合、概括、判断，以辨别疾病原因、性质、部位和邪正之间的关系，从而找出患者存在的护理问题或护理诊断。②施护：在辨证基础上，制定相应的护理原则、措施和目的，并按其制订计划具体实施，以达到护理目的。

辨证是施护的前提和依据，施护是辨证的最终目的，同时又是对辨证是否正确的检验。

6.【答案】①立即停止接触及服用有毒药物。②尽快清除毒物。③解毒。④促进已吸收毒物的排泄。⑤严密观察病情变化。⑥支持疗法和对症处理。